Die „Monographien aus dem Gesamtgebiete der Neurologie und Psychiatrie" stellen eine Sammlung solcher Arbeiten dar, die einen Einzelgegenstand dieses Gebietes in wissenschaftlich-methodischer Weise behandeln. Jede Arbeit soll ein in sich abgeschlossenes Ganzes bilden. Diese Vorbedingung läßt die Aufnahme von Originalarbeiten, auch solchen größeren Umfanges, nicht zu.

Die Sammlung möchte damit die Zeitschriften „Archiv für Psychiatrie und Nervenkrankheiten, vereinigt mit Zeitschrift für die gesamte Neurologie und Psychiatrie" und „Deutsche Zeitschrift für Nervenheilkunde" ergänzen. Sie wird deshalb deren Abonnenten zu einem Vorzugspreis geliefert.

Manuskripte nehmen entgegen

| | |
|---|---|
| aus dem Gebiete der Psychiatrie: | Prof. Dr. M. Müller, Bern, Bolligenstraße 117 |
| aus dem Gebiete der Anatomie: | Prof. Dr. H. Spatz, Gießen, Friedrichstraße 24 |
| aus dem Gebiete der Neurologie: | Prof. Dr. P. Vogel, Heidelberg, Voßstraße 2 |

MONOGRAPHIEN AUS DEM GESAMTGEBIETE DER NEUROLOGIE UND PSYCHIATRIE

HERAUSGEGEBEN VON

M. MÜLLER - BERN · H. SPATZ - GIESSEN · P. VOGEL - HEIDELBERG

HEFT 86

# DYNAMISCHE GRUNDKONSTELLATIONEN IN ENDOGENEN PSYCHOSEN

EIN BEITRAG ZUR DIFFERENTIALTYPOLOGIE DER WAHNPHÄNOMENE

VON

WERNER JANZARIK

PRIVATDOZENT FÜR PSYCHIATRIE UND NEUROLOGIE
OBERARZT DER NERVENKLINIK DER UNIVERSITÄT MAINZ

SPRINGER-VERLAG BERLIN HEIDELBERG GMBH

1959

Aus der Nervenklinik der Universität Mainz
(Direktor: Prof. Dr. HEINRICH KRANZ)

ISBN 978-3-540-02449-1 ISBN 978-3-662-11589-3 (eBook)
DOI 10.1007/978-3-662-11589-3


Ursprünglich erschienen bei Springer-Verlag OHG. Berlin · Göttingen · Heidelberg 1959

# Inhaltsverzeichnis

# I. Die nosologische Problematik der endogenen Psychosen in psychopathologischer Sicht

## 1. Das naturwissenschaftliche Mißverständnis in der Psychiatrie

Bei den engen Bindungen der Psychiatrie an das medizinische Denken ist auch die psychopathologische Forschung trotz der mit GAUPP, JASPERS, Kurt SCHNEIDER schon früh einsetzenden methodologischen Kritik nicht immer frei von naturwissenschaftlichen Vorurteilen geblieben. Im Sinne eines solchen Vorurteils werden die Krankheitseinheiten, mit denen die Klinik arbeitet, nicht mit JASPERS als *Idee* und unerreichbare *Aufgabe*, sondern als erwiesene, wenn auch noch nicht eindeutig bestimmbare leibliche Krankheiten verstanden, die mit Hilfe wohldefinierter psychopathologischer Symptome, deren Dignität wiederum von Erblichkeit, Verlauf und Ausgang abhängig gemacht wird, zu diagnostizieren seien. Man vergißt, daß es sich bei den im Sinne einer weitgehend anerkannten Konvention *endogen* genannten Psychosen letztlich um Hypostasierungen handelt, wenn auch um fruchtbare und gerade in Gestalt der von KRAEPELIN begründeten Dichotomie von Dementia praecox (Schizophrenie) und manisch-depressivem Irresein (Cyclothymie) vorerst unentbehrliche Hypostasierungen. Aus klinischen Rücksichten ist man gezwungen, den psychopathologischen Typus als den irreduzibelen Kern endogen psychotischer Bilder durch erbbiologische Untersuchungen, Verlaufsgesichtspunkte, Symptomstatistik und nosologische Hypothesen zu Krankheitseinheiten zu ergänzen. Die so gewonnene Diagnose besitzt jedoch nur begrenzte Gültigkeit. Insbesondere bleibt die psychopathologische Symptomatik als die Grundlage der im klinischen Gebrauch benötigten Einheiten prinzipiell unabhängig von jeder diagnostischen Etikettierung.

Im Rahmen der endogenen Psychosen lassen sich *psychopathologische Typen* in unendlichen Variationen beschreiben. Sind derartige Typen, wie sie etwa von HEINROTH zu Anfang des 19. Jahrhunderts, in unserer Zeit von KLEIST und LEONHARD abgegrenzt wurden, psychologisch prägnant, im einzelnen in hinreichender Zahl auffindbar und durch regelhafte Beziehungen zu Verlauf und Prognose gefestigt, so können sie die Verständigung wesentlich erleichtern und der vorläufigen Ordnung einer sonst nur schwer überschaubaren Mannigfaltigkeit dienen. Speziell die Typologie schizophrener Endzustände verdankt nach KRAEPELIN den Bemühungen KLEISTS und LEONHARDS einprägsame Unterscheidungen, was etwa auch von K. SCHNEIDER, trotz kritischer Vorbehalte in anderer Hinsicht, ausdrücklich anerkannt wird. Das Erfahrungsgut deskriptiv gewonnener Typen könnte zum Gegenstand künftiger Forschung werden, die die psychopathologischen Vorbedingungen derartiger Einheiten aufdeckt und sie bei hinreichender Kenntnis der Zusammenhänge vorwiegend *psychologisch* begreift. Zunächst gibt es noch kein Argument, das überzeugend für eine eigenständige *nosologische* Fundierung psychopathologischer Sonderformen von endogener Prägung sprechen würde. Warnungen eines Autors, die von ihm als eine Reihe gesonderter Krankheiten beschriebenen und so oder so benannten endogenen Bilder sollten künftig nicht mehr als Schizophrenien „verkannt“ werden, werden den, der sich anderer Voraussetzungen bedient, nicht ernstlich beunruhigen.

Die Jahrzehnte, die vergangen sind, seitdem Karl JASPERS in seiner Allgemeinen Psychopathologie das Kapitel über die Synthese der Krankheitsbilder schrieb, haben uns der Verwirklichung von Krankheitseinheiten nicht näher gebracht, sondern nur unsere Zweifel vertieft, ob im Bereiche der endogenen Psychosen solche Einheiten überhaupt zu finden sein werden. Für die endogenen Psychosen gilt unverändert die auf den *psychologischen* Aspekt zielende Frage KÖRTKES: „Wie wollen wir es nennen.“ Die andere, *somatologisch* gemeinte Frage im Rahmen der von KÖRTKE geforderten Doppelsystematik: „Was ist richtig“ ist unbeantwortet geblieben. Ob sich beide Aspekte je in einer *medizinischen Diagnose* zur Deckung bringen lassen werden, ist ungewiß. Nosologische Behauptungen über die endogenen Psychosen mögen unter klinischen Gesichtspunkten überzeugend wirken. Die Argumentationen, die solche durchaus vertretbaren Überzeugungen begründen, haben indessen *keine Beweiskraft*. Es gibt zu denken, wenn in neuester Zeit ein so erfahrener Kliniker wie Henri EY, der ein erstaunliches klinisches und historisches Wissen zur Begründung seiner nosologisch-psychopathologischen Thesen ausbreitet, mit allem Nachdruck einen „antinosographisme“ vertritt und (étude n° 7) schreiben kann: „Les entités comme ‚la psychose périodique‘, la ‚schizophrénie‘, la ‚démence précoce‘, ‚l'épilepsie‘, etc.... sont des *mythes*.“

## 2. Differentialdiagnostik und Differentialtypologie

Die Unterscheidung zwischen manisch-depressivem Irresein und Dementia praecox, mit der KRAEPELIN nach der Übernahme des von KAHLBAUM und HECKER begründeten klinischen Standpunktes und speziell des KAHLBAUMschen Verlaufsgedankens um die Jahrhundertwende die klinische Psychiatrie auf eine neue Grundlage gestellt hatte, konnte sich nur dadurch als Ordnungsgesichtspunkt von überragender Bedeutung behaupten, daß sie zunehmend nach *psychologischen* Kriterien bestimmt und ihre Bindungen an die gedachten Krankheitseinheiten gelockert wurden. Die *Grenze zwischen den beiden Formenkreisen* war von Anfang an umstritten. Die Monographie von DREYFUS über die Melancholie als ein Zustandsbild des manisch-depressiven Irreseins, ein vieldiskutierter Aufsatz von WILMANNS, in dem „den manischen und depressiven Symptomenkomplexen eine weit größere differentialdiagnostische Bedeutung als den katatonischen“ zugemessen wurde, und die Ausdehnung auf die Paranoia durch SPECHT hatten dem manisch-depressiven Irresein einen ungewöhnlichen Umfang gegeben. Widerspruch erhob sich mit URSTEIN, der den Nachweis führte, daß in zahlreichen Fällen rein zirkulär beginnende Psychosen letztlich in die Verblödung der Dementia praecox ausmünden und dabei auch den manisch-depressiven Charakter der *Mischzustände* KRAEPELINS und WEYGANDTS bestritt. Die entscheidende Wendung kam jedoch erst mit der siegreich vordringenden Schizophrenielehre Eugen BLEULERS. Der Begriff der *latenten Schizophrenie* drängte dazu, nunmehr die Grenzen von der anderen Seite her zu überdehnen. Orientiert man sich an Hand der Literaturübersicht von H. MÜLLER über die Auseinandersetzungen jener Jahre, so wird man es bemerkenswert finden, daß das Scheitern aller Bemühungen, eine verbindliche Differentialdiagnostik zwischen den beiden Formenkreisen einzurichten, doch die KRAEPELINsche Grundkonzeption nicht ernstlich erschüttert hat, und daß im wesentlichen nur KLEIST und SCHRÖDER, getragen von Impulsen, die auf WERNICKE zurückreichen, neue Wege suchten und die Grenzschwierigkeiten mit der Aufstellung ihrer *Degenerationspsychosen* lösten. Wohl hatte die Selbstsicherheit des nosologischen Standpunktes schon früh die Skepsis HOCHES herausgefordert. HOCHES *Syndromenlehre* hat als Antithese weithin anregend gewirkt und auch den späten KRAEPELIN beschäftigt. Sie ist jedoch zu wenig zeitgemäß gewesen, um sich durchzusetzen, und mit BUMKE, der in den schizophrenen Syndromen eine bestimmte Form exogener Reaktionen sehen wollte, bald in eine Sackgasse geraten. Auch ihre kritische Darstellung und Fortenwicklung durch F. KEHRER hat nicht die verdiente Resonanz gefunden. C. SCHNEIDER hat die Idee der schizophrenen Symptomverbände unabhängig von HOCHE entwickelt und durchaus nicht im Geiste HOCHES die beachtenswerten psychopathologischen Resultate seiner Untersuchung mit biologistischen Konstruktionen verquickt.

In einer kritischen Phase haben neue Ideen, insbesondere die *Strukturanalyse* BIRNBAUMS und die *Konstitutionslehre* KRETSCHMERS, wesentlich dazu beigetragen, daß die Spielregeln der elastisch gewordenen Dichotomie weiterhin ihre Gültigkeit behaupten konnten. Die Wirksamkeit der alsbald auch von KRAEPELIN anerkannten Strukturanalyse entfaltete sich im engeren Rahmen der klinischen Psychopathologie, während die Konzeption KRETSCHMERS, erbbiologisch ausgebaut durch HOFFMANN und KAHN und von MAUZ bereichert durch die auch psychopathologisch bedeutsamen Untersuchungen zur Prognose der endogenen Psychosen, eine weit über die Psychiatrie hinausreichende Bedeutung erlangte. Die Berücksichtigung der affinen Beziehungen zwischen Körperbau, Persönlichkeit und Psychose im Rahmen des Konstitutionsaufbaues, die Annahme von Übergängen zwischen Persönlichkeitsvariante und Psychose, die Möglichkeit, Regelwidrigkeiten durch Legierung, Überkreuzung und Dominanzwechsel zu erklären, versprachen eine umfassende Lösung, zu der dann freilich die von manchen Nachuntersuchern gesammelten empirischen Daten nicht recht passen wollten: Übergänge zwischen Temperamentsvariante und Psychose ließen sich im durchschnittlichen Krankengut nur selten evident machen. Die Beziehungen der schon immer beachteten und jetzt um so nachdrücklicher untersuchten Eigenheiten der präpsychotischen Persönlichkeit späterer Schizophrener zu den schizoiden Temperamenten waren so allgemein, daß der Begriff des Schizoids von Untersucher zu Untersucher in anderer Bedeutung auf sich widersprechende Ergebnisse angewandt werden konnte. Den endlosen Diskussionen über Schizoid und Schizophrenie, die man nur noch mit Hilfe der zusammenfassenden und ordnenden Darstellung von BERINGER und H. KRANZ übersehen kann, entsprachen kaum Untersuchungen über die Beziehungen zwischen Cycloid und manisch-depressiver Erkrankung, offenbar nicht deswegen, weil die behaupteten Beziehungen keines Beweises mehr bedurft hätten, sondern weil gerade diese Kranken bei natürlicher, unkomplizierter und gemütsfähiger Wesensart bemerkenswert häufig dem unauffälligen Durchschnitt angehören. Als bleibende Errungenschaft behaupteten sich die *prognostischen Erkenntnisse* und die Gesichtspunkte der *mehrdimensionalen Diagnostik*, während die Nosologie auf die Dauer keine Stütze in der Konstitutionslehre fand. Immerhin konnte J. LANGE noch in seinem letzten, 1939 erschienenen Handbuchbeitrag über das zirkuläre Irresein von der „Tatsache“ ausgehen, „daß die Psychosen ja nicht allein stehen, sondern daß wir in ihrem Umkreis eben die ausgesprochenen typischen Psychopathien und Temperamente finden, an deren genetischem Zusammenhang mit dem manisch-depressiven Irresein ein Zweifel nicht möglich ist". Noch unbedingter sind die analogen Äußerungen LUXENBURGERS über den schizophrenen Erbkreis. Mit der erbbiologisch unterbauten Behauptung, Schizophrenie und manisch-depressives Irresein seien zwei verschiedene Krankheiten, die weder psychopathologisch noch pathophysiologisch noch genetisch etwas miteinander zu tun hätten, womit sich die Frage der „Mischpsychosen" dahingehend erledige, daß ein und derselbe Mensch schizophren *und* manisch-depressiv werden könne (LUXENBURGER), hatte die nosologische Selbstsicherheit einen letzten, späten Höhepunkt erreicht.

Arbeiten von SLATER und B. SCHULZ, der mit der ihm eigenen Zurückhaltung die Möglichkeit andeutete, daß das, was man Schizophrenie und manisch-depressives Irresein nenne, Äußerungen des gleichen Genotypus seien, brachten auch auf dem erbbiologischen Sektor eine Wendung. ELSÄSSER hat später auf Grund seiner Untersuchungen über die Nachkommen geisteskranker Elternpaare, die die „affektiv-psychotischen" Eltern von SCHULZ mit den überraschend häufig schizophrenen Kindern einbezogen, Kritisches zu den Diagnosen von SCHULZ gesagt. Gleichwohl hat auch ELSÄSSER mit der Annahme, die Wirkung eines Gens bzw. einer gleichbleibenden Gengruppe könnte durch die Wirkung des nichtpathogenen Genbestandes und durch exogene Schädlichkeiten so stark abgewandelt werden, daß dadurch die verschiedenen Zustandsbilder der endogenen Psychosen entstehen, die „endogene Einheitspsychose" als eine unter anderen Möglichkeiten ernstlich diskutiert. Aufsehen erregte im übrigen seine Feststellung, daß die nichtpsychotischen Kinder der endogen psychotischen Elternpaare, auch von den KRETSCHMERschen Temperamenten her gesehen, zum größten Teil ganz *unauffällige* Menschen waren.

Die *psychopathologische* Forschung versprach zunächst ebenfalls eine Bestätigung der Krankheitseinheiten KRAEPELINS. Die bis dahin schwankenden Grenzen zwischen den endogenen Psychosen wurden mit der von JASPERS entwickelten Methodik in den Jahren nach dem ersten Weltkrieg näher bestimmt. Auf der einen Seite entwickelte der Heidelberger Kreis um WILMANNS, GRUHLE, MAYER-GROSS in mittleren Grenzen zwischen der Dementia praecox und dem Schizophreniebegriff E. BLEULERS jenes geschlossene Bild der Schizophrenie, das in der Fassung des Handbuchbandes von 1932 weithin verbindlich geworden ist. Auf der anderen Seite engte K. SCHNEIDER, ausgehend vom Typus der vitalen Depression, das manisch-depressive Irresein auf die von ihm neugefaßte Cyclothymie ein. In der Arbeit SCHNEIDERS über Abgrenzung und Seltenheit des manisch-depressiven Irreseins findet man, der Sache nach, bereits 1932 eine eingehende Erörterung der *Differentialtypologie* – der Begriff wird 1936 eingeführt – und im *Zeiger der Schuld* ein wichtiges typologisches Kriterium, das wenig später von W. SCHEID aufgegriffen und bei der Analyse involutiver Psychosen angewandt worden ist. Von den vielgestaltigen schizophrenen Bildern, die einer einheitlichen Sicht widerstreben, heben sich in klaren Umrissen die cyclothymen Depressionen ab und, wesentlich unschärfer, die seltenen, bei fröhlich gehobener Stimmung ebenfalls als cyclothym gewerteten manischen Gegenschwankungen. Blieb aber der Schizophreniebegriff des Heidelberger Kreises, wie sich den abschließenden Formulierungen GRUHLES über die „endogene Hirnerkrankung" Schizophrenie entnehmen läßt, eng an die klassische nosologische Konzeption gebunden, die auch für die Darstellung der endogenen Gemütserkrankungen durch J. LANGE maßgebend gewesen war, so vertrat K. SCHNEIDER schon 1924 die Auffassung, manisch-depressives Irresein und Dementia praecox seien *keine Diagnosen* im medizinischen Sinne, sondern Bezeichnungen für psychologische Tatbestände; im übrigen gebe es hier kein Wissen, und man könne sich die verschiedensten Morbi oder auch nur *einen* Morbus für *beide* Psychosen denken. Das *Krankheitspostulat* hinderte K. SCHNEIDER nicht, der KRAEPELINschen Dichotomie einen vorwiegend *psychopathologischen* Sinn zu geben und die differential*typologische* Grenze zwischen cyclothymen und schizophrenen Psychosen dorthin zu legen, wo sie psychologisch am ehesten überzeugt und Zusammengehöriges am schonendsten trennt. SCHNEIDER, der die Unterscheidung zwischen abnormen Spielarten seelischen Wesens und Folgen von Krankheiten im Sinne eines heuristischen Prinzips grundsätzlich beibehalten hat, spricht neuerdings (1959) von der Krankheits*hypothese* und hat auch sonst seine Auffassungen fortentwickelt. Halte man sich streng an das, was man *wirklich wisse*, so müsse das System anders aussehen. Es sei dann zwischen abnormen Spielarten seelischen Wesens und *psychotischen seelischen Abnormitäten* zu unterscheiden, die körperlich begründbar oder körperlich nicht begründbar sein könnten. Unverändert müsse betont werden, daß sich Cyclothymie und Schizophrenie nur typologisch unterscheiden lassen. „In den allermeisten Fällen kann man sich ... eindeutig zum einen oder anderen Typus entscheiden. Auch das heißen wir eine Diagnose."

Hält man sich an die mit Hilfe einer *Differentialtypologie* unterschiedenen psychologischen Bildungen, mit denen K. SCHNEIDER die KRAEPELINschen Einheiten fortführt, so endigt die Cyclothymie inmitten des alten manisch-depressiven Irreseins. Ein gut Teil der Kasuistik, die von 1900–1920 über das manisch-depressive Irresein und die chronische Manie sowie, unter dem Einfluß der Konstitutionslehre, über die „Mischpsychosen" (TUCZEK) gesammelt worden ist, wäre der Schizophrenie zuzurechnen. Insbesondere würde man zahlreiche manische Psychosen als Schizophrenien zu werten haben. „Die meisten Manien, die wir in der Klinik sehen", meint KOLLE (1955), der dementgegen am manisch-depressiven Irresein in der ursprünglichen Ausdehnung festhält, „bieten eine Menge von Symptomen dar, die eigentlich der Schizophreniegruppe vorbehalten sind, also Wahnwahrnehmungen, echte Halluzinationen, körperliche Beeinflussungsgefühle, Personenverkennungen u.a.m." In diesem Zusammenhang kann daran erinnert werden, daß bereits 1911 STRANSKY die Auffassung vertrat, es sei beim manisch-depressiven Irresein um so eher mit einer späteren „geistigen Abschwächung" zu rechnen, je mehr im Einzelfall die manische Note vorwiege, und daß in neuester Zeit den *zirkulären* Verläufen des manisch-depressiven Irreseins, die häufig chronisch würden oder sich in Schizophrenien verwandelten, die bei weitem schlechteste Prognose zugesprochen wurde (Marianne KINKELIN). Ob man Cyclothymie und Schizophrenie unterscheidet und von Fall zu Fall atypische Bilder Zwischen-Fälle (K. SCHNEIDER) nennt, ob man den alten KRAEPELINschen Rahmen beibehält oder neue Gruppierungen versucht, ist im übrigen unwesentlich, sofern man nur seine Typen nicht nosologisch mißversteht. Nicht über die nosologische Berechtigung der hier oder dort bevorzugten Abgrenzungen, sondern nur über ihre *psychologische Prägnanz* und ihre *Zweckmäßigkeit* lohnt sich die Diskussion beim gegenwärtigen Stand unseres Wissens.

## 3. Das Problem der sogenannten endogenen Reaktionstypen

Die klaren Umrisse, in denen sich die psychiatrische Systematik – so in der Sicht der von uns dankbar benützten historischen Studie von DE BOOR – darstellt, solange man sich an die zahlenmäßig weit überwiegenden Regelfälle hält und das vorerst unlösbare nosologische Problem auf sich beruhen läßt, verwischen sich auch dann, wenn man die *in enger Abhängigkeit von körperlichen Erkrankungen auftretenden endogen psychotischen Bilder* berücksichtigt. Wenige Jahre, nachdem BONHOEFFER mit der Aufstellung seiner „exogenen Prädilektionstypen" als gleichförmigen psychotischen Antworten auf die verschiedenartigsten Schädigungen den Schlußstein in das Gebäude der klassischen Systematik gefügt hatte, meldete SPECHT (1913) an Hand zweier Selbstbeobachtungen Bedenken an. Schon BONHOEFFER hatte das Vorkommen *manischer* Zustände auf exogenem Boden zugegeben. SPECHT berichtete über endogen aussehende *depressive* Bilder exogener Verursachung und gab seinen empirischen Feststellungen, die an sich nicht neu waren, unter gleichzeitiger Kritik der Begriffe exogen–endogen eine grundsätzliche Wendung: „Wie nach Quantität und zeitlicher Entfaltung die Ursache, so der allgemeine Charakter der Wirkung." Die äußeren Ursachen mit ihrem durchschnittlich so massiven Charakter erzeugten massive Krankheitsbilder, das subtile endogene Agens dagegen die zarteren Formen der funktionellen Psychosen. Einschleichende und wenig massive exogene Noxen könnten „endogene" Bilder hervorrufen; sehr intensiv wirkende endogene Noxen könnten zu „exogenen" Symptomen im Verlaufe endogener Psychosen führen. Die spezifische Eigenart der Noxe und die individuelle Empfänglichkeit seien erst in zweiter Linie zu berücksichtigen. Auf den Spuren von SPECHT, von HOCHE und BUMKE haben sich später RITTERSHAUS in einer literarisch gründlich vorbereiteten Arbeit mit dem „Symptomenkomplex" des manisch-depressiven Irreseins und POPPER mit dem schizophrenen Reaktionstypus beschäftigt und die psychotischen Bilder jeweils als *endogene Reaktionstypen* verstanden. Man kann gegen RITTERSHAUS, wie es auch geschehen ist, einwenden, daß manisch-depressiv in seinem Gebrauch zu einem Allerweltsbegriff geworden ist und daß wohl die meisten seiner Beobachtungen der von K. SCHNEIDER entwickelten Psychopathologie der Cyclothymie nicht mehr entsprechen würden. Man kann bei POPPER darauf verweisen, daß die von ihm in erster Linie gemeinten und streng von „echten" Schizophrenien unterschiedenen *reaktiven* Zustände das zwischen BONHOEFFER und SPECHT diskutierte Problem gar nicht berühren und ihr schizophrener Charakter, psychopathologisch gesehen, fragwürdig ist. Gleichwohl beginnt mit den beiden Arbeiten, wenn auch künftig unter zumeist anderen Bezeichnungen, die neuere Geschichte der *endogenen Reaktionstypen.*

Während auf der einen Seite nach RITTERSHAUS die Diskussion weitgehend verstummt ist, um erst in unseren Tagen über der „symptomatischen Cyclothymie" wieder in Gang zu kommen, entstand eine umfangreiche Literatur über *schizophrene* Symptomatik bei den (später von K. SCHNEIDER so genannten) *körperlich begründbaren Psychosen* und die grundsätzlich anders verstandenen, aber gerade unter dieser Bezeichnung wohl auch oft mißverstandenen *ausgelösten Schizophrenien.* In der Auseinandersetzung mit POPPER und von ihm angeregt, verschob EUGEN KAHN das Problem auf die *Anlage,* in der er die Voraussetzung des von ihm nun *schizoid* genannten Reaktionstypus sah. Später unterschied KAHN *genuine* (idiotypische) Schizophrenien, idiotypisch unterlegte *schizoide* und exogene *schizoforme* Reaktionsweisen. Wieder anders und noch nachdrücklicher auf eine exogene Ätiologie bezogen sind die Unterscheidungen von KRISCH. Von „echten" und „symptomatischen" Schizophrenien oder analogen Einteilungen, die in manchem die unterschiedliche Verwendung von Dementia praecox im engsten und Schizophrenie im weitesten Sinne wieder aufnehmen, ist seither noch oft die Rede gewesen. LANGFELDT, BELLAK, LEMKE, RÜMKE und viele andere haben solche Unterscheidungen verwandt, aber noch niemand wußte zu sagen, was eigentlich jene *echte* Schizophrenie ist, die sich für den Kundigen so eindeutig von den schizophreniformen und schizophrenoiden Psychosen, den symptomatischen und Pseudo-Schizophrenien unterscheiden soll.

Wie gering unser Wissen ist, zeigt sich, wenn man das Problem der *Auslösung* schizophrener Psychosen, das von WILMANNS und MAYER-GROSS seinerzeit vorbildlich dargestellt und neuerdings von LLAVERO kritisch überprüft und durch neue Gedanken bereichert worden ist, unter nosologischen Gesichtspunkten erörtert. Solange es bei Schizophrenien wie Cyclothymien nur um eine Auslösung durch psychische Einflüsse oder vorübergehende körperliche Einwirkungen geht, kann man die nosologische Frage zurückstellen. Ein sorgfältiges Registrieren von besonderen Erlebniszusammenhängen und vorübergehenden körperlichen Einwirkungen, die geeignet zu sein scheinen, eine eigengesetzlich ablaufende endogene Psychose auszulösen, sowie die darauf fußende statistische Auswertung (KORNHUBER, H.-H. MEYER) bleiben wertvoll ganz unabhängig von der nosologischen Konzeption, die man von diesen Psychosen haben mag. Die wichtigsten Veröffentlichungen zur Frage der Auslösung endogener Psychosen beziehen sich aber gerade auf solche Noxen, die *organische Residuen* zu hinterlassen pflegen. Aufschlußreich ist in diesem Zusammenhang die Literaturübersicht in einer neueren Arbeit von PANSE, der selbst an Hand von Psychosen endogener Prägung bei Fleckfieber und Malaria zur Frage der Auslösung Stellung nimmt. Hier hängt alles von den Voraussetzungen ab, die man an die Beobachtungen heranträgt. Die vielzitierte Arbeit BOSTROEMS über die Auslösung endogener Psychosen durch beginnende paralytische Hirnprozesse enthält beispielsweise für den, der durch die angeführten Beobachtungen eine andere Überzeugung bestätigt haben will, Musterfälle symptomatischer Psychosen vom „endogenen Reaktionstypus". Es entbehrt nicht der Ironie, daß BOSTROEM seine Auffassung von den „organisch provozierten endogenen Psychosen", die die Zugehörigkeit zu dem entsprechenden Konstitutionskreis mit einer manisch-depressiven bzw. schizophrenen Anlage voraussetzen sollen, gerade in der Festschrift für G. SPECHT (1931) vorträgt. Die Überzeugtheit, mit der BOSTROEM den eigenen Standpunkt vertritt, paßt schlecht zu den Warnungen SPECHTS, der es (1913) eine petitio principii genannt hatte, endogene Bilder bei körperlichen Erkrankungen in jedem Fall auf eine endogene Veranlagung zurückzuführen.

Für das *cyclothyme Syndrom* gelten grundsätzlich die gleichen Überlegungen wie für die schizophrene Symptomatik. Eine Besonderheit, die nosologische Aussagen über cyclothyme Bilder erst recht problematisch macht, liegt darin, daß sich nur ihr *wahnhaft* depressiver Pol, nicht aber die *vitalen* Depressionen deutlich von schweren reaktiven Depressionszuständen abheben. Auch reaktive Verstimmungen können sich gelegentlich mit *vitaler Traurigkeit* erfüllen und ein zunehmend *endogenes* Aussehen gewinnen, während schizophrene Symptomatik selbst bei engsten Beziehungen zwischen den Erlebniszusammenhängen und den psychotischen Inhalten zumeist mit einem *kritischen Sprung* – er wird nicht von allen Autoren gerne gesehen und darum in manchen Darstellungen unwillkürlich verwischt – als etwas grundsätzlich Neues auftaucht. Endogen anmutende depressive Bilder, die sich über die *Vitalisierung* einer körperlich begründbaren oder aus seelischen Bedingungen entstandenen Verstimmung entwickeln, sind neuerdings so zahlreich, daß man zögert, alleine die veränderte Blickrichtung der Untersucher für ihre Häufung verantwortlich zu machen. Das Vorkommen des cyclothymen Syndroms in körperlich begründbaren Psychosen gilt auch für den kritischen Standpunkt der neueren Psychopathologie, die sich in erster Linie an die cyclothym *depressive* Symptomatik und nicht an die überaus vieldeutigen *manischen Bilder* hält, als gesichert. Die endgültige Klärung des Problems der „symptomatischen Cyclothymie", zu der u. a. auch die Veröffentlichungen von Büssow, Gérard, Lemke, Frankl, Schulte, Ruffin beigetragen haben, war ein wesentliches Anliegen der Cyclothymiestudien Weitbrechts. „Wir wüßten *kein einzelnes psychopathologisches Symptom* zu nennen, das *für eine bestimmte Psychose spezifisch* wäre", stellt (1957 [a]) Weitbrecht, der hier Gedanken von Bronisch weiterführt und zu gleichen Resultaten wie Llopis gelangt, in einer Studie zur Frage der Spezifität psychopathologischer Symptome fest.

Die Berücksichtigung auch der *reaktiv* in Gang gekommenen Depressionen, die den mit einer besonderen Erlebniskonstellation eng verschränkten krisenhaften oder schleichenden Beginn ohne Zäsur unter einem cyclothymen Bild fortführen, nötigt zu einer weiteren Einengung „der" Cyclothymie. Man war lange Zeit geneigt, die hierher gehörigen, zahlenmäßig bemerkenswert häufigen Beobachtungen zu übersehen, weil in der klassischen Systematik kein rechter Platz für sie war. Hatten sich auch früher schon E. Reiss, J. Lange, Hutter u. a. mit solchen Kranken beschäftigt, so rückten sie doch erst in der Nachkriegszeit, und wohl nicht ganz unabhängig von den geschichtlichen Katastrophen, in den Vordergrund des Interesses. Neben den auch hier an erster Stelle zu nennenden Veröffentlichungen von Weitbrecht und der wegweisenden Arbeit von K. Schneider über die Untergrunddepression stellen weitere Beiträge von Mauz, H.-W. Janz, Bürger-Prinz, W. Schulte, Ruffin nur eine Auswahl dar. Die besonderen Erlebniskonstellationen, die aus dem pathogenetischen Gesamt nicht wegzudenken sind, haben mancher dieser Depressionen eigene Namen gegeben. Man sprach von „Entwurzelungsdepression" (Bürger-Prinz), „Heimkehrerdepression", „Entlastungsdepression" (W. Schulte), von einer „existentiellen Depression" (Häfner), einer „Verlustdepression" (W. Th. Winkler, Lorenzer) und beobachtete (K. H. Stauder) den Pensionierungsbankrott (J. H. Schultz) unter dem Bild einer depressiven Psychose. Die eigentümliche Zwischenstellung der hier gemeinten Beobachtungen, bei denen überdies bemerkenswert häufig *organische* Schäden und die kritische Altersphase der beginnenden Rückbildung zu berücksichtigen sind, wird treffend charakterisiert durch den von Weitbrecht gewählten Terminus „endo-reaktive Dysthymie". Die schon oft beanstandete Bezeichnung ist sprachlich ein Ärgernis. Sie *muß* ein Ärgernis sein, wenn sie – wir variieren eine Bemerkung von Ruffin – als die nomenklatorische Fixierung des *nosologischen Dilemmas* den widerspruchsvollen Sachverhalt adäquat wiedergeben soll.

Die Frage ist, ob nach der von vielen Seiten angestrebten Reinigung, die tunlichst auch die erstmalig im Rückbildungsalter auftretenden Depressionen einbezieht, wirklich die *echte cyclothyme Kerngruppe* übrig bleibt, auf die sich gerade Weitbrecht gerne beruft. Ist nicht auch diese einheitlich gedachte „Kerngruppe" eine Konvention, die der Überprüfung bedarf? Wir *meinen* zwar die *manisch*-depressiv in Phasen verlaufenden Erkrankungen, stützen uns aber praktisch nur auf *depressive* Phasen und dabei nicht einmal immer auf Verläufe mit wiederholten Verstimmungen. Nachdem bei vereinzelten Kranken zwischen solche depressive Phasen gelegentlich auch eine manische Schwankung eingestreut ist, setzt man bei allen anderen zumindest eine entsprechende Bereitschaft voraus und rettet damit den Rahmen der einheitlichen Erkrankung. Darf man so vorgehen? Müßte man nicht zuerst das Bild der Cyclothymie, wenn sie schon als echte cyclothyme Kerngruppe gedacht ist, ausschließlich nach den eindeutig manisch-depressiven, den zirkulären Verläufen bestimmen? Wir fürchten, und erinnern dabei an schon Gesagtes, daß die so gewonnenen Umrisse der Cyclothymie bedenklich an manche phasisch verlaufenden Schizophrenien erinnern und jedenfalls anders aussehen würden als die Cyclothymie, wie wir sie jetzt von den phasisch verlaufenden Depressionen her sehen. Mit gutem Grund legt LEONHARD besonderen Nachdruck auf die Unterscheidung von monopolaren und bipolaren Psychosen.

An letzter Stelle bleibt der Einwand zu berücksichtigen, es handele sich bei den hier besprochenen psychotischen Syndromen endogenen Gepräges um nichts anderes als um endogene Psychosen aus einem der beiden Formenkreise, die durch besondere Umstände *provoziert* und *pathoplastisch modifiziert* wurden. Im Einzelfall ist diese früher selbstverständliche, aber auch jetzt noch gelegentlich vertretene Auffassung (vgl. die Arbeit von K. WALTER über die Provokation endogener Psychosen durch eine traumatische Hirnschädigung) wie jede andere nosologische Behauptung kaum zu widerlegen. Zu denken gibt jedoch die Erfahrung – WEITBRECHT hat wiederholt an sie erinnert –, daß einer exogenen Noxe bei ein und demselben Kranken endogene Syndrome aus *beiden* Formenkreisen entsprechen können. Grundlegend sind hier die Folgerungen, die BÜSSOW (1940) aus den Erfahrungen mit Perniciosapsychosen (Herta COSACK, GRÜTZMACHER u. a.) gezogen und später an Hand von Malariapsychosen und Psychosen bei Endokrinopathien ergänzt hat. Bei solchen Kranken zeigte sich (1956), daß „verschiedene Syndrome häufig in einer regelhaften Abfolge auseinander hervorgehen, und daß auch die Rückbildung der Psychose die gleichen Stadien in umgekehrter Reihenfolge durchläuft. Manisch-melancholische Zustandsbilder gehen in paranoide, paranoid-halluzinatorische oder sonstige ‚schizophrene' Zustände über, die Psychose kulminiert in amentiellen, deliranten oder sonstigen akut exogenen Syndromen." Es ist demnach, so stellt BÜSSOW fest, wenig sinnvoll, die „endogene" Symptomatik mit dem Wirksamwerden endogener Anlagefaktoren zu erklären. „Cyclothyme und schizophrene Anlagen müßten so regelmäßig gekuppelt oder so ubiquitär sein, daß sie nur als höchst unspezifische Reaktionsmöglichkeiten gelten könnten." Überraschend ähnlich sind die ebenso grundsätzlich gemeinten Feststellungen von LLOPIS, die unabhängig von BÜSSOW an Pellagrapsychosen gewonnen wurden. (Zusammenfassend 1950 mit Verweisen auf vorausgehende, z. T. monographische Veröffentlichungen.) Zahlreiche Beobachtungen anderer Autoren, die unter anderen Gesichtspunkten dargestellt und anders gedeutet worden sind – wir denken beispielsweise an die „verworrenen Manien" von BOSTROEM – ließen sich als Belege für den von BÜSSOW und LLOPIS in Anlehnung an SPECHT vertretenen Standpunkt anführen. Berücksichtigt man, daß auf der anderen Seite auch Psychosen, die man ohne Bedenken „endogen" nennt und, vom Verlauf her gesehen, den Cyclothymien oder Schizophrenien zurechnet, nicht selten Syndrome aus beiden Formenkreisen in einem Verlauf vereinigen oder vorübergehend sogar einen „exogenen" Anstrich gewinnen, dann wird man die Fragwürdigkeit der im alltäglichen Gebrauch selbstverständlich gewordenen nosologischen Ordnungen nicht mehr übersehen können.

## 4. Reine Psychopathologie als nosologisch indifferente Grundlagenwissenschaft

Die Einsicht, daß die Nosologie der endogenen Psychosen in der herkömmlichen Form prinzipiell fragwürdig ist, was zu zeigen etwa auch das Anliegen ZUTTS bei der kritischen Formulierung seiner nosologischen Hypothesen gewesen ist, schließt nicht aus, daß man sich im klinischen Alltag weiterhin der gewohnten Krankheitseinheiten bedient. Sie sind nach wie vor die Grundlage der klinischen Unterscheidungen, sie bestimmen die ärztlichen Feststellungen und das ärztliche Handeln. Selbst für die wissenschaftliche Verständigung sind sie unentbehrlich. Ein zu eng gewordenes Haus verläßt man nicht, wenn kaum die Entwürfe für ein neues vorliegen. Die Einsicht in die Relativität nosologischer Überzeugungen sollte nicht zu einem diagnostischen Nihilismus verführen. Sie sollte nur vor dem *Vorurteil bewahren, als seien die Diagnosen, mit denen wir uns verständigen, die Grundlage, nach der sich alles andere zu richten habe.* „Für die Idee der Psychopathologie als Wissenschaft .. bleibt es von untergeordneter Bedeutung, ob ihre Erkenntnisse der Psychiatrie als diagnostische Hilfsmittel dienen können oder nicht." (WEITBRECHT 1957 [b]). Die endogenen Psychosen setzen die psychopathologische Forschung voraus. *Psychopathologie ist grundsätzlich unabhängig von den Konventionen, die von ihr erst geschaffen worden sind.* Es muß möglich bleiben, bei der Revision von Konventionen, die im klinischen Gebrauch vielleicht nur scheinbar unentbehrlich geworden sind, seine eigenen Voraussetzungen in Frage zu stellen, um sie fortentwickeln zu können.

Will man sich von allen nosologischen Rücksichten frei halten, so wird man feststellen müssen, daß die zu fordernde *reine Psychopathologie,* die als nosologisch indifferente Grundlagenforschung eine Überprüfung der eigenen Voraussetzungen ermöglichen könnte, in einer der Besonderheit der endogenen Psychosen angemessenen und bereits erprobten Form noch nicht existiert. Man vermißt einen psychopathologischen Entwurf, der über die typologische Grenze hinweggreift, in einem übergeordneten Gemeinsamen das zu Unterscheidende vereinigt und zugleich der Tatsache gerecht wird, daß die Symptomatik endogener Psychosen sich in eigentümlicher Weise von der Symptomatik körperlich begründbarer Psychosen abhebt. Innerhalb der klinischen Psychopathologie bewegt man sich zwangsläufig in einem psychologisch-nosologischen Zirkel, der einer vorurteilsfreien Durchdringung der psychologischen Zusammenhänge im Wege steht. WEITBRECHT und MÜLLER-SUUR haben jüngst die aus der hier berührten Zwischenstellung ableitbare Eigenart psychopathologischer Symptome in grundsätzlicher Form analysiert. Zur Breitenwirkung der *daseinsanalytischen* Forschungsrichtung in neuester Zeit dürfte wesentlich beigetragen haben, daß sie sich von nosologischen Vorentscheidungen unabhängig zu machen wußte, ohne dabei, wie das Werk L. BINSWANGERS zeigt, die klinischen Ordnungen preisgeben zu müssen. Angesichts der wertvollen Anregungen, die von der Daseinsanalyse ausgingen und sich trafen mit dem Bestreben der neueren Psychopathologie, Seelisches nicht als *Symptom,* sondern als *Phänomen* (HOFER, TELLENBACH) oder, mit klinischer Intention, als *Merkmal* (K. SCHNEIDER) zu untersuchen, durfte man sich damit abfinden, daß eine Anthropologie auf philosophischem Hintergrund, aber keine *psychologische* Konzeption angeboten werden konnte. Auch die Psychoanalyse FREUDS kann nicht als psychologische Grundlagenwissenschaft dienen. Die *psychoanalytische* Forschungsrichtung ist ebenfalls an nosologische Vorentscheidungen gebunden. Sie werden sichtbar in einer programmatischen Negation bei der psychogenetischen und neurosenpsychologischen Deutung der endogenen Psychosen. Wie indessen das Beispiel der Ichpsychologie P. FEDERNS zeigt, können bei einer maßvollen Handhabung der psychogenetischen These, die die psychotischen Phänomene in ihrer Eigenständigkeit zur Geltung kommen läßt, auch psychoanalytische Entwürfe psychopathologisch fruchtbar werden.

Es wird ein wesentliches Anliegen der vorliegenden Untersuchung sein, die Kluft zwischen deskriptiver Symptomanalyse und anthropologischer Paraphrase mit einem psychopathologischen Entwurf zu schließen, der Anregungen von beiden Seiten aufgreift und sich im übrigen auf eine in ganzheitlichen Zusammenhängen denkende Psychologie stützt. Von den *psychologischen* Voraussetzungen soll alsbald die Rede sein. Sie sind zunächst unabhängig von den *klinischen* Voraussetzungen zu erörtern, die sich an der klinischen Psychopathologie K. SCHNEIDERS orientieren. Hier wie dort kann die Frage nicht lauten, ob die Voraussetzungen richtig, sondern nur, ob sie zweckmäßig und dem Gegenstand angemessen sind. Bei der nachdrücklich geforderten Unabhängigkeit der Psychopathologie als Wissenschaft von klinischen Unterscheidungen bleibt es unwesentlich, daß in den von uns übernommenen *klinischen* Voraussetzungen auch psychologische Annahmen stecken, und daß für sie eine Psychologie maßgebend gewesen ist, die sich in manchem von dem für die *psychopathologische* Aufgabe herangezogenen *dynamisch-strukturpsychologischen* Ansatz unterscheidet. Bei der Analyse cyclothym depressiver Inhalte hatten wir uns bereits dieses Ansatzes bedient (1957 [a]). Seine Anwendung soll in der vorliegenden Abhandlung auf ein Kernproblem der Psychopathologie endogener Psychosen: die *Differentialtypologie der Wahnphänomene* ausgedehnt werden. Wenn darüber hinaus die am Leitfaden der Wahnphänomene gewonnenen psychopathologischen Ergebnisse abschließend auch unter klinischen Gesichtspunkten ausgewertet werden sollen (IX), kann auf das bisher Gesagte zurückgegriffen werden.

# II. Psychologische Voraussetzungen

## 1. Dynamik und Repräsentation, Struktur und Erlebnis als Grundbegriffe einer dynamisch-strukturpsychologischen Konzeption

Als Grundaspekte des Seelischen, die über die sonst zur Ordnung seelischer Bereiche und Funktionen verwandten Einteilungen hinweggreifen, unterscheiden wir, unter bewußter Vernachlässigung der traditionellen „Vermögen", *Dynamik* und *Repräsentation.* Radikale Vereinfachungen solcher Art sind zwangsläufig vieldeutig und vorläufig. Ihre Rechtfertigung liegt in der Besonderheit der Aufgabe, die sie lösen sollen, und erst in zweiter Linie im Erfolg des Lösungsversuches. Der seelischen *Dynamik,* die vom biologischen Fundament und den hier angelegten Bereitschaften und Verhaltensweisen her die Hierarchie der Überformungen durchdringt und in elementarer Weise vereinheitlicht und zusammenhält, gehören Impulse und Intentionen, Bereitschaften und Gerichtetheiten ebenso zu wie das Gesamt emotionaler Zuständlichkeiten. Unter dem dynamischen Aspekt lassen sich annähernd die gleichen seelischen Bereiche zusammenfassen, die von LERSCH als der *endothyme Grund* beschrieben worden sind. Als *Repräsentation* (Inhalt) hebt sich davon ab, was immer geeignet ist, die Kontinuität seelischer Dynamik zu determinieren, zu artikulieren und differenzieren. Inhaltliche Gegebenheiten sind wesentlich am Wahrnehmungserlebnis beteiligt. Inhalte in unendlicher Vielfalt finden sich in allen Graden der Anschaulichkeit zwischen Vorstellungsinhalten, sprachlichen und sonstigen Zeichen und den in ihrer Anschaulichkeit aufs äußerste reduzierten schematischen Vergegenwärtigungen räumlichen und motorischen Charakters, die gerade für übergeordnete gedankliche Entwürfe und selbst für das vorgeblich „reine" Denken als Stütze unentbehrlich zu sein scheinen. Der hier gleichbedeutend mit „Inhalt" verwandte Begriff der *Repräsentation* wurde bereits von E. CASSIRER mit psychologischer Intention benützt. Er geht zurück auf LEIBNIZ, der *représenter* im Sinne eines objektiven *Darstellens* wie eines subjektiven *Vorstellens* (und in diesem *psychologischen* Gebrauch, der den *Bewußtseinsbegriff* einschließt, als Oberbegriff für *Perzeption* und *Apperzeption*) an zentraler Stelle seines Systems verwendet. (Näheres über den Begriff der Repräsentation bei LEIBNIZ und seine Doppelsinnigkeit findet man in der Abhandlung von P. KÖHLER.)

Als weiterer grundsätzlicher Ordnungsgesichtspunkt dient uns, in Anlehnung an F. KRUEGER, die Unterscheidung von *Struktur* und *Erlebnis*. Die Grundgedanken der KRUEGERschen Strukturpsychologie, die auf der Grundlage des DILTHEYschen Strukturbegriffes und in der Auseinandersetzung mit dem Phänomenalismus DILTHEYS entwickelt worden waren, sind zusammen mit anderen, vom Ganzheitsprinzip beherrschten psychologischen Konzeptionen von CONRAD (1943) in die Psychopathologie eingeführt worden. In neuester Zeit (seit 1956) hat sich besonders PETRILOWITSCH um die Anwendung der von KRUEGER und WELLEK vertretenen Auffassungen auf psychopathologische Fragestellungen verdient gemacht.

Prinzipiell mögliche Bedenken gegen die KRUEGERsche Denkweise sollen nicht unterdrückt werden. Mit Recht weist uns KISKER (briefliche Mitteilung 1958) auf die „gewaltsame und aus einer psychologischen Phänomenologie nie entwickelbare Scheidung aktueller Erlebnisbestände und transphänomenaler seelischer Strukturen" hin. Ein Festhalten am Strukturbegriff läßt sich in der Tat nur dann rechtfertigen, wenn man mit uns überzeugt ist, daß gerade die Psychopathologie genötigt ist, auf transphänomenale psychische Gegebenheiten zurückzugreifen, daß die Gefahr, später die Grundannahmen revidieren oder austauschen zu müssen, von dem hier geforderten Sprung in einen hermeneutischen Zirkel nicht abhalten darf. Auch der längst unentbehrlich gewordene, dabei äußerst vieldeutige *Persönlichkeitsbegriff* als Inbegriff der *Möglichkeiten* eines Menschen, daraus der Erlebnisquerschnitt – und so auch der erweiterte Querschnitt des psychischen Feldes – überhaupt erst erschlossen werden kann, meint nicht zuletzt *Transphänomenales*. Die personalistische Psychologie eines W. STERN unterscheidet denn auch zwischen aktuellem Erleben und Dispositionen, THOMAE zwischen Persönlichkeit als Prozeß und Persönlichkeit als Struktur.

Etwas anderes ist die Frage, ob der Strukturbegriff in der Form, die er bei KRUEGER als „Ansatzpunkt für eine aristotelisch-mystische Ontologisierung des Seelischen und eine (systematisch nie ausgebaute, aber immer angedeutete) spiritualistische Metaphysik der Seele" (KISKER) gewinnt, ohne eingehende Modifizierung als psychopathologisches Instrument brauchbar ist. Die „Erfahrungsbrücke" der „Tiefenerlebnisse" (in der Ausdrucksweise der KRUEGER-WELLEKschen Schule) ist jedenfalls zu schmal, um ohne Gewaltsamkeit seelische Struktur und den ungeheueren Reichtum eines unablässig sich wandelnden Erlebens zusammenzuhalten. Im Hinblick auf das Zeugnis der Selbstbestimmung glaubt LERSCH feststellen zu können, „daß Struktur schon im Erleben unmittelbar erschlossen ist und deshalb als Beschreibungsbegriff zugelassen werden muß. Völlig unangefochten bleibt davon der Satz, daß das, was wir schon im Hinblick auf die Erfahrung des aktuellen Erlebens als Struktur bezeichnen, die Bedingungen seines Erlebtwerdens in Dauergerichtetheiten des seelischen Lebens, in einem ‚dispositionellen Seinsgrund' hat, der selbst wieder Struktur besitzt". Die Synthese zwischen Strukturpsychologie und phänomenologischer Psychologie, die auch den Familienzwist der ganzheitspsychologischen Schulen aufheben müßte, ist bisher noch nicht geglückt, obwohl sich gerade die prononciert dynamisch orientierten Konzeptionen auf beiden Seiten (H. VOLKELT - K. LEWIN) eng berühren. Kritisch ist schließlich noch daran zu erinnern, daß die Strukturpsychologie trotz aller Anregungen, die FREUD und die Psychoanalyse hätten geben können, bisher beharrlich an der Vernachlässigung der *inhaltlichen* Seite des Seelischen festgehalten hat. Als Grundlage eines psychologischen *Dynamismus* sind die „psychodynamischen" Lehren bei ihren Bindungen an eine mechanistische Trieblehre weniger brauchbar. Hier läge es näher, auf die Ursprünge zurückzugehen und sich auf die voluntaristische Tradition des 19. Jahrhunderts (die selbst wieder eine lange Vorgeschichte hat), auf SCHOPENHAUER, NIETZSCHE, BERGSON zu beziehen.

## 2. Die Integration von Dynamik und Repräsentation im Wertgefüge

Durch die Einführung eines *psychologischen*, subjektivistischen *Wert*begriffes, der den *dynamischen* und den *inhaltlichen* Aspekt des Seelischen in sich vereinigt, suchten wir anderenorts (1957[a]) die Zusammenhänge zwischen Struktur und Erlebnis näher zu bestimmen und vor allem den vernachlässigten inhaltlichen (repräsentativen) Gegebenheiten gerecht zu werden. Die individuelle seelische Struktur faßten wir als *Wertgefüge*. Wir verstehen darunter ein nach wenigen Grundrichtungen geordnetes, im einzelnen unendlich vielgestaltiges Gefüge inhaltlich determinierter Bereitschaften und Gerichtetheiten, den Inbegriff in sich ausgewogener potentieller seelischer Dynamik, die durch inhaltliche Determinierung gegliedert und in ihrer unverwechselbaren Individualität geformt ist. Die das Gefüge konstituierenden repräsentativen Bestände, die durch die an sie gebundene Dynamik über den Erlebnisaugenblick hinaus relevant bleiben, dispositionell bereitliegen und nach Maßgabe ihres dispositionellen Stellenwertes richtunggebend in die Erlebniszusammenhänge zurückwirken, werden von uns *Werte* genannt. Das definitorische Übergewicht des repräsentativen Aspektes in dieser Formulierung ist methodisch begründet: Seelische Dynamik, seien es aktuell wirkende Kräfte oder strukturell verankerte Bereitschaften, entzieht sich weitgehend dem Zugriff der psychologischen Abstraktion, wenn man sie nicht *an* ihren inhaltlichen Bindungen untersucht. Der kontinuierliche Strom des dynamischen Geschehens wird repräsentativ überformt und gegliedert. Eine Erlebniswelt, in der Impulse und Gefühle ohne Inhalte bestünden, an die sie gebunden und auf die sie gerichtet sind, die Kontinuität seelischer Dynamik ohne eine von repräsentativen Gehalten erzwungene, wenn auch im einzelnen vielleicht nur primitive Artikulation, wäre trotz der auch dann noch bestehenden biologisch vorgeformten dynamischen Ordnungen als *menschliche* Erlebniswelt nicht denkbar. Dynamisch relevante Inhalte sind in diesem Sinne Brennpunkte, in denen sich seelische Kräfte überschneiden, Ausschnitte, in denen das Wirkende als Gewordenes in den Blick kommt. Ein psychologischer Wertbegriff, wie wir ihn verstehen, sucht Dynamik und Inhalt des Erlebens zu integrieren. Transponiert ins *Dispositionelle,* überträgt dieser Wertbegriff beide Erlebnisaspekte als *inhaltlich determinierte Gerichtetheiten* bzw. Bereitschaften auf den strukturellen Bereich.

Was immer als Wert gültig ist, hat seinen Ort im Wertgefüge. Soweit inhaltliche Bestände überhaupt zugänglich bleiben, lassen sie sich diesem Gefüge zuordnen, auch dann, wenn sie die Dignität eines selbständigen Wertes nicht mehr besitzen, wenn die ursprünglichen dynamischen Bezüge nicht mehr aktualisierbar sind, der Eigenwert verlorengegangen ist und nur über das Inhaltliche als nahezu schwereloses Material in beliebigen Wertzusammenhängen verfügt wird. Gerade für solche inhaltlichen Gegebenheiten, die die originäre *dynamische Prägung* (ohne deren ursprüngliche Wirksamkeit wohl nichts „aufbewahrt" und „bereitgehalten" wird) verloren haben und, z. B. als sprachliche Formeln, als mathematische Symbole, „neutrales" Wissen, beliebig austauschbar in immer neuen Zusammenhängen auftauchen, empfiehlt sich die Anwendung des Repräsentationsbegriffes, der ja ganz allgemein Inhaltliches ohne Rücksicht auf dynamische Prägungen meint. Es würde einigen Aufwand kosten und vor allem auch entwicklungspsychologische Erörterungen voraussetzen, wollte man näher begründen, daß grundsätzlich der überdauernde Bestand verfügbarer Repräsentationen ursprünglich dynamisch geprägt war (wobei weniger an eine isolierte Prägung als an die Prägung in einem größeren Zusammenhang gedacht werden muß) und daß nicht nur die erinnerte Situation, sondern auch der gelernte und gewußte Stoff in die komplexe Ordnung der Wertzusammenhänge eingefügt ist. Die Psychopathologie des Wahns hat mit dem Inhaltlichen als bloßem Material, dessen sich die Dynamik lebendiger Wertrichtungen bedient, nur am Rande zu tun. In erster Linie interessieren die in sich werthaften Bestände: die Weite des biographischen Hintergrundes, die Ziele, nach denen sich ein Leben entwirft, die Verluste, durch die es in Gefahr gerät, der Reichtum der inneren Bilder, in denen sich Geschichtlichkeit und Zukunftsentwurf, Möglichkeiten und Grenzen der seelischen Individualität darstellen.

## 3. Seelische Struktur und phänomenaler Bereich

Das entscheidende Problem, von dessen Lösung die praktische Anwendbarkeit der strukturpsychologischen Betrachtungsweise abhängt, liegt in der Bestimmung der *zwischen Struktur und Erlebnisbereich bestehenden Zusammenhänge.* Wir haben sie in Anpassung an die psychopathologischen Erfordernisse in einem wichtigen Ausschnitt berührt, als wir uns bei der Analyse cyclothymer Schuldthematik mit der *Aktualisierung* und *Desaktualisierung* seelischer Dynamik beschäftigten. Die Annahme von *dynamischen Bereitschaften,* von Dispositionen, die aktuell völlig außerhalb des Erlebnisfeldes liegen können, scheint uns ebenso gefordert zu sein wie die Annahme, daß aktuelle Dynamik *unter Entlastung des Erlebnisfeldes* ihre Spur im Wertgefüge eingräbt und als Bereitschaft, modifiziert entsprechend ihrer Abhängigkeit innerhalb des Gefüges, verfügbar bleibt. Ein Erlebnisfeld, das alle nur möglichen Dispositionen als phänomenale Gerichtetheiten in sich schlösse, ist schlechterdings nicht denkbar. Selbstverständlich ist das, was als Aktualisierung und Desaktualisierung von uns beschrieben wurde, nicht nach dem Bild eines sprunghaften Übergangs zwischen zwei scharf abgegrenzten Bereichen zu denken. Allenfalls die Beschränkung auf den repräsentativen Aspekt des Erlebens könnte zu der Annahme führen, daß in der Folge der Repräsentationen das „Bewußtsein“ gewissermaßen in einem strengen Nacheinander voranschreitet, scheinen doch die distinkt erlebten Inhalte tatsächlich nur nacheinander und nie im strengen Sinne nebeneinander präsent zu sein. Ganz anders jedoch ist die Situation bei Berücksichtigung der seelischen Dynamik. Hier gibt es ein Nebeneinanderherlaufen und Sichverstärken, ein Sichüberschneiden und Sichwiderstreben verschiedener Gerichtetheiten in dem *einen* Erlebnisfeld, dessen innere Kontinuität und dessen Zusammenhänge mit dem Wertgefüge eben in seinen Gerichtetheiten liegen. Wollte man, unter Berufung auf grundsätzliche Ausführungen von METZGER (1957), zu einer räumlichen Veranschaulichung greifen, so würde man sich die Erlebnissphäre nicht punktuell der seelischen Struktur aufgelagert denken dürfen, sondern als einen aufs engste mit den strukturellen Beständen verzahnten Bereich, in dem sich Aktualisierung und Anmutung, Struktur und begegnende Welt verschränken. Zu berücksichtigen wäre weiterhin, daß das Erlebnisfeld, das trotz seiner Determinierung aus beiden Richtungen beim erwachsenen Menschen in erster Linie von der Struktur abhängig ist und im Verlaufe des Älterwerdens noch vermehrt strukturabhängig wird, sich kontinuierlich mit seinem strukturellen Kern in der Bewegung des individuellen Lebens verschiebt, wobei die Struktur unter Entlastung des Erlebnisfeldes unablässig ergänzt und umgestaltet wird.

Auch die Unterschiede zu anderen strukturpsychologisch beeinflußten psychopathologischen Entwürfen – wir wählen als Beispiel die eben erschienene, unseren Auffassungen sonst in mancher Hinsicht nahestehende Arbeit von PETRILOWITSCH zur Strukturtheorie der endogenen Psychosen – würden sich am ehesten mit einem räumlichen Bild veranschaulichen lassen. Während es uns wesentlich darauf ankommen wird zu zeigen, wie sehr die strukturellen Bestände in das aktuelle psychotische Erleben hineingezogen werden, legt PETRILOWITSCH besonderen Nachdruck auf die *Grenze* zwischen den beiden Bereichen, die mit KRUEGER als lediglich durch die „Erfahrungsbrücke“ der „Tiefenerlebnisse“ verbunden gedacht werden. Die Grundthese von PETRILOWITSCH geht dahin, daß „der somatische Krankheitsvorgang in der Cyclothymie lediglich eine Alteration der Erlebnissphäre“ herbeiführe, während „die psychopathologisch faßbaren Symptome der Schizophrenie Folgeerscheinungen einer ‚Blockade‘ – Lockerung bis Lösung – der Erlebnissphäre von der personalen Struktur“ darstellten. Primärer Ausdruck schizophrener „Blockade“, die dadurch zustandekomme, daß der zentripetal voranschreitende schizophrene Prozeß die „Brücke“ zur Struktur erfasse, sei beispielsweise die Wahnstimmung. Man kann sich, um das Bild aufzunehmen, den Kern einer Stadt von einem Wallgraben umschlossen denken, über den etliche Brücken, die sich jederzeit niederreißen oder verriegeln lassen, zur Peripherie führen. Man kann sich aber auch an der Stelle des Hindernisses eine breite Straße denken, über die der Verkehr in beiden Richtungen strömt. Gerade an dem angeführten Beispiel eines strukturpsychologischen Entwurfes aus neuester Zeit wird u. E. deutlich, daß eine Ergänzung der Strukturpsychologie KRUEGERS durch die Feldpsychologie K. LEWINS wünschenswert wäre. CONRAD, der das „Unbewußte“ als „thematisches Feld“ und als „Randbewußtes“ für die Phänomenologie zugänglich machen will, kann an Hand eines instruktiven Beispiels darauf verweisen, daß auch beim Übergang vom Wachen ins Träumen die im Wachzustand bestehende Intentionalität nicht abbricht. Durch den Reichtum ihrer meist nur angedeutet und ausschnittsweise aktualisierten Determinierungen können solche strukturell wie phänomenal durchgehend wirksamen Gerichtetheiten gewissermaßen als *Abbreviaturen repräsentativer Zusammenhänge* inhaltliche Gegebenheiten, die als distinkte Repräsentationen unübersehbar wären, zusammenraffen und im Erlebnisfeld verfügbar halten. Die Überflutung des Erlebnisfeldes, die gelegentlich im Traum oder in manchen Ausnahmezuständen eine ungewöhnliche Fülle von „Bildern" auf eine minimale Zeitspanne zusammendrängt und scheinbar ein ganzes Leben in wenigen Augenblicken abrollen lassen kann, würde sich am ehesten mit Hilfe der *abbreviierenden Funktion der repräsentativ determinierten Intentionalität* erklären lassen. Im übrigen bedient man sich ganz alltäglich solcher Abbreviaturen.

## 4. Der impressive und der repräsentative Modus des Wahrnehmens

Das für den schizophrenen Wahn äußerst wichtige Wahrnehmungsproblem steht insofern in engem Zusammenhang mit den hier berührten Fragen, als auch im *Wahrnehmen* ständig Aktualisierungen mitwirken. Auf der einen Seite ist Wahrnehmen vor jeder Erfahrung ein unmittelbares Angesprochenwerden von Anmutungshaftem, von „Aufforderungscharakteren" (LEWIN), ein eigentümliches Gestimmt- und Bewegtsein, das allein dem sinnlich unmittelbar Erlebten (und damit etwa auch den „Gestaltqualitäten, insbesondere den „Wesenseigenschaften" der Wahrnehmungsgegebenheit) verhaftet ist und unmittelbar in die seelische Dynamik hineinwirkt. Dieser dynamische Aspekt des Wahrnehmens, den wir auch den *impressiven* nennen wollen, ist immer mitbeteiligt und oft genug allein ausschlaggebend.

Im Hinblick auf die Bedeutung, die das Studium *angeborener Verhaltensweisen* künftig auch für die Wissenschaft vom *Menschen* gewinnen dürfte, sei ausdrücklich darauf hingewiesen, daß z. B. überall dort ausschließlich der dynamisch-impressive Modus des Wahrnehmens im Spiele ist, wo es um das Wirksamwerden von (äußeren) *stimmenden Faktoren* im Sinne von TINBERGEN und von *Schlüsselreizen* (LORENZ) geht. LORENZ und TINBERGEN geben Hinweise auf die noch zu wenig beachteten Möglichkeiten der Verhaltensforschung am Menschen; PLOOG hat in mehreren Veröffentlichungen – zuletzt 1958 – gezeigt, daß die neue Betrachtungsweise, die sich übrigens im Grundsätzlichen auf die im folgenden noch wiederholt anzuführende Arbeit KRAEPELINS über die Erscheinungsformen des Irreseins berufen könnte, auch für psychopathologische Fragen aufschlußreich sein kann. Beziehungen zu dem, was von uns als impressiver Modus des Wahrnehmens gefaßt wird, finden sich, wesentlich differenzierter in der Ausarbeitung, in einer von v. DITFURTH vorgelegten Studie über die affektiv-vegetative Kommunikation. Gegen die grundsätzliche Unterscheidung eines *affektiven* und eines *ästhetischen* Erlebnisbereiches (ZUTT), auf die sich v. DITFURTH stützt, haben wir freilich Bedenken: Wenn ZUTT (1955), als dem ästhetischen (oder physiognomischen) Erlebnisbereich zugehörig, physiognomisch bedeutsame Gebilde berücksichtigt, „die insgesamt das Wesen der uns umgebenden und uns begegnenden Welt offenbaren", oder im gleichen Zusammenhang von einer ungeheuerlichen Mannigfaltigkeit der Physiognomien in Natur und Kunst spricht, durch die wir intuitiv etwas über die Mannigfaltigkeit der Wesen erfahren, die sich in den Erscheinungen offenbaren, dann fällt es schwer, einen grundsätzlichen Unterschied zwischen dieser „ästhetischen" Erlebnisweise und der Affektivität im Sinne von E. BLEULER zu sehen, die (zit. nach ZUTT, 1955) „in ungefährer Weise mit den Worten Gefühl, Gemüt, Affekt, Emotion bezeichnet" wird. Psychologisch gesehen, scheinen uns auf der dynamischen Seite des Erlebens „Affektivität" und „ästhetisches Erleben" eng zusammenzugehören. Wir bezweifeln, daß sich künstlerisches Erleben und auf der anderen Seite wahnhaftes Ergriffensein von Ausdruck und Bedeutung unabhängig von der Bewegtheit des emotionalen Lebens untersuchen lassen. Will man aber dem ästhetischen Erleben mit *anthropologischer* Wendung einen völlig neuen Sinn geben, dann sollte man darauf verzichten, den ästhetischen vom affektiven Erlebnisbereich mit psychologischen Mitteln zu unterscheiden und sollte den ästhetischen Bereich auch sonst aus allen psychologischen Zusammenhängen heraushalten. Liest man bei ZUTT (1952), daß es durch den Wandel im ästhetischen Erlebnisbereich zu Angst, zum Verlust der Sicherheit in der vertrauten Welt, zum Zusammenbruch oder Untergang dieser Welt komme, so drängt sich eine *psychologische* Interpretation (die hier *nicht* grundsätzlich verschiedene Bereiche anerkennen könnte) geradezu auf. Dies gilt erst recht für Formulierungen von KULENKAMPFF (1955), der – unter Berufung auf den Begriff des ästhetischen Erlebnisbereiches im Sinne von ZUTT – von dem Überwältigtwerden durch die andrängenden Physiognomien, von der pathisch bestimmten Situation im physiognomischen Raum spricht und das „Bedrängende, ja Gefahrvolle dieser dynamischen (! Ref.) Beziehung" hervorhebt.

Neben dem impressiven Modus des Wahrnehmens gibt es, gewissermaßen darüber geschichtet, ein Wahrnehmen, das die immer auffindbaren Anmutungsqualitäten zurückdrängt und sich auf den Inhalt als Zeichen für etwas beschränkt, ein Wahrnehmen, das „zur Kenntnis nimmt" und das Bemerkte nach seinem sachlichen Stellenwert einordnet. Einen ähnlichen Sachverhalt meinte ERWIN STRAUS, als er dem *Empfinden* als einem sympathetischen Erleben das erkennende *Wahrnehmen,* dem ursprünglich vorgefundenen landschaftlichen Raum den wahrnehmend festgestellten geographischen Raum gegenüberstellte. Wahrnehmen dieser Art ist nicht denkbar ohne den strukturell geordneten Vorrat von Erfahrung, Wissen, planenden Entwürfen, der sich entsprechend den impressiv empfangenen Anregungen aktualisiert und den Rahmen abgibt, in dem das Wahrgenommene überhaupt erst Sinn gewinnt. Das *repräsentative* Wahrnehmen, wie wir es nennen und dem *impressiven* Modus des Wahrnehmens gegenüberstellen wollen, wird selbstverständlich ebenfalls dynamisch relevant, jedoch nicht in unmittelbarer Abhängigkeit von den sinnlichen Gegebenheiten, sondern über den Stellenwert des Wahrnehmungsinhaltes im Wertgefüge. Repräsentatives Wahrnehmen bewahrt Distanz zum Wahrgenommenen, es sichert die Freiheit, die im Gebanntsein, in der *Faszination* (R. BILZ) des impressiven Wahrnehmens verlorengeht. *Faszination ist Distanzlosigkeit* (BILZ); die emotionale Bereicherung durch das impressive Gefesseltsein und ganz allgemein die Ausdehnung des dynamisch betonten Erlebens, Glück und Qual eines unmittelbaren Ergriffenseins werden erkauft durch eine *Einbuße an Freiheit.*

Sekundär kann auch die repräsentative Wahrnehmungssituation zu einer quasiimpressiven werden, indem dynamisch weitgehend neutrale Wahrnehmungsgegebenheiten, etwa eine bestimmte Lokalität, durch die Koppelung an subjektiv bedeutsame Gerichtetheiten – z. B. als „Haus der Geliebten" – „Anmutungscharakter" gewinnen und nunmehr unmittelbar impressiv erlebt werden. Analoge Differenzierungen sind gemeint, wenn etwa LEWIN zwischen „natürlichen" und „abgeleiteten" Aufforderungscharakteren und die Gestaltpsychologie (Näheres bei METZGER) zwischen Wesenseigenschaften und erworbenen Bedeutungsgehalten unterscheidet. Auf beiden Seiten handelt es sich um ein durch den impressiven Modus des Wahrnehmens vermitteltes und trotz unterschiedlicher „Herkunft" phänomenal gleichartiges unmittelbares Angesprochenwerden seelischer Dynamik.

Aus der Unterscheidung eines impressiven und eines repräsentativen Wahrnehmungsmodus (entsprechend der grundsätzlichen Unterscheidung von Dynamik und Inhalt des Seelischen) könnten sich in mancher Hinsicht Anregungen für die Wahrnehmungspsychologie ergeben. Im Hinblick auf die hier zu behandelnden psychopathologischen Fragen soll lediglich darauf aufmerksam gemacht werden, daß sich das alltägliche Wahrnehmen des erwachsenen Menschen viel weniger impressiv an den Dingen als in den *Aktualisierungen,* und das heißt: nicht so sehr in der begegnenden Welt, wie im inneren Raum abspielt. Die Anmutungen, Gestaltqualitäten, Aufforderungscharaktere sind unmittelbar in der begegnenden Welt angetroffene Gegebenheiten, dynamisch relevante Daten, die erst in der *Verschränkung* mit den im inneren Raum bereitliegenden Entwürfen die wahrnehmend erlebte Welt als ein jeweils in einzigartiger Weise individuell gestaltetes Gefüge konstituieren. Bei der Bearbeitung psychopathologischer Fragen mag es einmal zweckmäßig sein, seelischer Struktur ein „Situationsgefüge" (PAULEIKHOFF) gegenüberzustellen und eine „Steuerung" des aktuellen Erlebens von beiden Seiten her anzunehmen. Ein wirklicher Fortschritt scheint uns jedoch die Aufstellung eines quasi-objektiven Situationsgefüges nicht zu sein. Wir sehen die Aufgabe im Gegenteil darin, ähnliche Objektivationen auf ihre subjektiven Bedingungen zu reduzieren und damit überflüssig zu machen.

## 5. Die dynamischen Grundlagen seelischer Entwicklung und Umstrukturierung

Was von uns als Wertgefüge verstanden wird: die ganzheitliche Ordnung der inhaltlich determinierten Gerichtetheiten, vereinigt in sich Angelegtes und Erworbenes. *Angelegt* scheinen insbesondere die Eigenheiten der seelischen Dynamik zu sein, ohne daß es bisher möglich wäre, die Merkmale, auf die es ankäme, im Einzelfall zu bestimmen und den Reichtum der Individualität auf charakteristische dynamische Formeln zu reduzieren. Vor allem die *Psychopathie*-Forschung, die neuerdings wieder, wie vor Jahrzehnten schon E. KRETSCHMER in seiner Reaktionstypologie, besonderen Nachdruck auf die *angelegte Affektivität* legt (BINDER), würde wesentlich gefördert werden, wenn es gelänge, die deskriptiv gewonnenen Typen abnormer Persönlichkeiten von ihren dynamischen Grundlagen her zu definieren. Trotz wichtiger Vorarbeiten, die speziell von psychiatrischer Seite geleistet worden sind (E. KRETSCHMER, RORSCHACH), fehlt bislang noch die Methodik, um gerade das Fundament, das das seelische Ganze trägt, zu ergründen und den Aufbau der Dynamik allgemein verbindlich zu bestimmen bzw. die Ergebnisse für Spezialuntersuchungen, z. B. erbbiologischer Art, aufzuschlüsseln. Der Versuch, seelische Individualität als Wertgefüge zu erfassen, richtet sich auch auf die Dynamik in ihrer individuellen Eigenart, sieht sie aber gewissermaßen nur von oben her: bereits repräsentativ determiniert und in den lebensgeschichtlichen Zusammenhang eingefügt, in einer Verschränkung, aus der sich die charakteristischen dynamischen Formeln nur höchst unvollkommen herauslösen lassen. *Erworben* sind Differenzierung und Gliederung der

Dynamik durch inhaltliche Determinierung – allerdings auch wieder entsprechend den durch angelegte Bereitschaften vorgezeichneten Möglichkeiten. „Die angelegte Persönlichkeit entfaltet sich *an* ihren Erlebnissen" (K. SCHNEIDER). Die Grenzen einer Determinierung von außen liegen darin, daß nicht nur angelegte Bereitschaften eine Auswahl erzwingen, sondern daß auch das bereits determinierte Gefüge seinen inhaltlichen Rahmen zunehmend selbst gestaltet. Immerhin bieten kindliche und jugendliche Strukturen im *Wirkungskreis* zwischen Anlage und *erlebter* Umwelt (K. SCHNEIDER) genug Ansatzpunkte für eine Formung, die von außen her vorhandene Kräfte weckt und ihre Determinierung, Differenzierung und Gliederung im Rahmen der vorgegebenen Möglichkeiten lenkt. Das vollentwickelte Wertgefüge ruht auch in der Kommunikation mit dem Begegnenden weitgehend in sich selbst. Die Desaktualisierung der Erlebnisdynamik zu potentieller Wertdynamik garantiert die elastische Stabilität des Gefüges in der unablässigen Bewegung des Erlebens und ermöglicht die ordnende Bewältigung des Begegnenden. Im Wertgefüge, in der Auseinandersetzung der Wertgerichtetheiten als einem Spiel reagibler Bereitschaften, die das Gesamt inhaltlich aktualisierbarer Bestände zur Verfügung halten, vollziehen sich, oft in der unmerklichen Wendung eines Augenblicks, die banalsten Entschlüsse wie die Entscheidungen, die ein Leben gestalten.

Das individuelle Schicksal des Wertgefüges wird entscheidend von den Bewegungen des dynamischen Grundes bestimmt. Die *Erschöpfung der Dynamik* im Abstieg des Lebens läßt sich in vielfältigen Zusammenhängen nachweisen. Die Depotenzierung dispositioneller Dynamik, das Erlahmen der Intentionen und die Verkümmerung des Zukunftsentwurfes, die zunehmende Erstarrung und Einengung, die Gefährdung der (intentional stabilisierten) Ganzheitlichkeit bei Störungen des dynamischen Gleichgewichtes sind Aspekte der dynamischen Erschöpfung unter anderen möglichen. PETRILOWITSCH hat in einer Studie zum Ganzheitsaspekt in der Alternsforschung derartige Befunde als „Gliedzüge der Abwandlung der Person" gefaßt, „die sich ihrerseits vornehmlich in Form allgemeiner Antriebsminderung manifestiert". Seelische *Entwicklung* bedarf eines Überschusses an Dynamik. Wohl erfolgt die Differenzierung, als ihre eine Seite, vorwiegend kontinuierlich. Die Umstrukturierung des Wertgefüges als die andere Seite jedoch, vollzieht sich zumeist krisenhaft mit dem Einströmen aktueller Dynamik. Die dynamische Bewegung als revolutionierendes, gestaltungsträchtiges Geschehen kann biologische Ursachen haben, wie das etwa für den puberalen Umbruch gilt. Sie kann einer von der Erlebnisseite her an das Wertgefüge herangetragenen Erschütterung entstammen. Sie kann krisenartig aus einer im Wertgefüge selbst vorbereiteten Spannung hervorbrechen. Je kräftiger der Einbruch aktueller Dynamik ist, um so eher sind die Voraussetzungen für eine Umstrukturierung des Gefüges gegeben. Wieder etwas ganz anderes, das sei ausdrücklich betont, ist die Beständigkeit dieser Umstrukturierung.

Eine Erörterung des von WELLEK behaupteten „Antagonismus zwischen Intensität und Tiefe" – speziell der Gefühle – würde in diesem Zusammenhang naheliegen. Wenn auch KRUEGER zu Recht betont, daß die (strukturell begründete) Tiefe der Gefühle wesentlich verschieden sei von ihrer Intensität bzw. Wucht, so wird die Unterscheidung doch fragwürdig, sobald man sie zu einem polaren Gegensatz zwischen Tiefe und Intensität erweitert und verallgemeinert. Die so gewonnene „Unterscheidung von Krankheitsbildern mit erheblicher Intensität der klinischen Symptome bei geringer struktureller Extensität einerseits und von solchen mit starker struktureller

Wirksamkeit bei wenig eindringlicher Symptomenausprägung andererseits" (PETRILOWITSCH) entspricht der Gegenüberstellung von akuten und chronischen Psychosen durch JASPERS. Sie ist psychopathologisch als Grundlage weiteren Fragens, nicht schon als Ergebnis wertvoll.

Die vom *biologischen Untergrund* her krisenhaft einströmende Dynamik ist primär ungerichtet. Sie teilt sich dem Wertgefüge als durchgehend gesteigerte Aktualisierungsbereitschaft, als vermehrte Spannung innerhalb des lebendigen Systems mit. Die Auswahl der vorzüglich aktualisierten Wertbereiche wird hier wesentlich von den vorgegebenen Bereitschaften des Gefüges abhängen. Der Einbruch der Dynamik vom *Erleben* her folgt dagegen in erster Linie den Wertzusammenhängen, die durch das aktualisierende Erlebnis unmittelbar angerührt werden. Den vielfältigen Möglichkeiten fundamentaler Erschütterung durch Gefährdung oder Zerstörung eines zentralen Wertes stehen bei solchen erlebnisabhängigen Umstrukturierungen nur selten bereichernde Erlebnisse gleicher Wirksamkeit gegenüber. Am ehesten noch finden sie sich in der religiösen Erfahrung oder im Ergriffensein des Liebenden. Die individuelle Entwicklungspotenz bemißt sich wesentlich danach, wie lange, unter normalpsychologischen Bedingungen, mit zunehmendem Alter grundsätzliche Umstrukturierungen möglich bleiben. Hier bestehen von Mensch zu Mensch aber auch zwischen den Geschlechtern erhebliche Unterschiede. Sie sagen nicht nur etwas über die erreichbare Entwicklungshöhe, sondern auch etwas über die Möglichkeiten einer Gefährdung aus.

Eine dynamisch orientierte Psychopathologie der endogenen Psychosen wird besonders die primär ungerichteten, offenbar vorwiegend biologisch fundierten dynamischen Geschehnisse zu beachten haben, ohne dabei die für psychogenetische Erwägungen zentrale Schwierigkeit zu übersehen, daß man phänomenaler Dynamik die Herkunft nicht immer „ansehen" kann. Die Genese psychotischer Dynamik steht hier nicht zur Diskussion. Es geht im folgenden fast ausschließlich noch um den ersten Schritt: überhaupt einmal Klarheit über die in endogenen Psychosen *vorgefundene* Dynamik zu gewinnen. Bei dem Versuch, den eigenen Standpunkt zu begründen, durften wir nicht darauf verzichten, die psychologischen Grundlagen der hier vertretenen psychopathologischen Überzeugungen und den geschlossenen Zusammenhang, auf den sie bezogen werden müssen, zu verdeutlichen. Das soll uns nicht hindern, die soeben dargelegten psychologischen Voraussetzungen, die ja auch nur *einen* unter anderen gangbaren Wegen psychopathologischer und klinischer Forschung vorzeichnen, im folgenden so weit wie möglich wieder in den Hintergrund zu rücken. Wir tragen den Schwierigkeiten und Widerständen, die sich bei der Anpassung an die hier entwickelten psychologischen Begriffe ergeben werden, Rechnung, indem wir zusammenfassend einige Termini, die im folgenden immer wieder auftauchen werden, noch einmal mit wenigen Worten umschreiben.

Wesentlich ist uns im Hinblick auf die psychopathologische Aufgabe die Unterscheidung eines *dynamischen* und eines *repräsentativen* (inhaltlichen) Aspektes des Seelischen. Unter *Dynamik* wird das Gesamt von Antrieben, Gefühlen und Gerichtetheiten verstanden. Der Begriff *Repräsentation* meint die Inhalte, die den kontinuierlichen Strom seelischer Dynamik gliedern und die dynamischen Geschehnisse im einzelnen determinieren. Im Bereiche der Wahrnehmung wird entsprechend der Gegenüberstellung von Dynamik und Repräsentation ein *impressiver* und ein *repräsentativer* Modus unterschieden. Dem *impressiven* Wahrnehmungsmodus erschließen sich dynamisch relevante Gehalte, etwa Physiognomien, unmittelbar und unabhängig von ihrem sachlichen Stellenwert. Das *repräsentative* Wahrnehmen richtet sich erkennend auf den gegenständlichen Aspekt und distanziert sich von dem die seelische Dynamik unmittelbar bewegenden Anmutungsgehalt des Wahrgenommenen. Die dynamisch geprägten repräsentativen Bestände, die dispositionell überdauern und in die Erlebniszusammenhänge zurückwirken, werden von uns *Werte* genannt. Seelische Individualität suchen wir als *Wertgefüge* zu erfassen. Wir verstehen darunter das im Fortgang des Erlebens relativ beständige Gefüge der inhaltlich determinierten Bereitschaften und Gerichtetheiten. Das Wertgefüge ergänzt sich unablässig aus dem Erleben und wirkt über die Aktualisierung seiner dispositionellen Bestände richtunggebend in das Erleben zurück. Der Begriff des Wertgefüges entfernt sich vom *Struktur*begriff F. KRUEGERS, von dem er herkommt, dadurch, daß auf dem Weg zu einer Annäherung der hier auf die Persönlichkeit und dort auf das Erlebnisfeld gerichteten Psychologien die als Wertgefüge verstandenen strukturellen Bestände wesentlich enger an den phänomenalen Bereich gebunden werden. Die im folgenden als ein dynamisches Geschehen zu untersuchende psychotische Störung erfaßt nach der hier vertretenen Auffassung *im* Erlebnisfeld jeweils *auch* strukturelle Bestände.

# III. Die Einheitspsychose als psychopathologische Leitidee

## 1. Zur Wesensbestimmung der körperlich begründbaren Psychosen

Als nosologisch indifferente Grundlagenforschung hat Psychopathologie bei der Vorbereitung einer klinischen Differentialtypologie zunächst die psychologische Eigenart der mit hinreichender Sicherheit als „endogene Psychosen" beschriebenen Bilder zu bestimmen. Eine Abgrenzung der endogenen Psychosen, die zunächst mit der Unverbindlichkeit einer erst im Fortgang der Untersuchung auf ihre Brauchbarkeit zu prüfenden These erfolgen muß, soll hier nur gegenüber den körperlich begründbaren Psychosen erfolgen und nicht, der Frage folgend, was überhaupt eine Psychose sei, gegenüber dem gesunden oder nicht psychotisch abnormen Seelenleben. *Endogene Psychosen,* so lautet unsere These, sind als psychopathologisches Phänomenganzes ausschließlich aus einer *aktuellen Störung bzw. einer bleibenden Schädigung seelischer Dynamik* herzuleiten. In *körperlich begründbaren Psychosen* läßt sich bei der Mehrzahl der Beobachtungen, zumindest bei den chronischen Bildern, *neben* solchen dynamischen Störungen oder Schädigungen eine *Beeinträchtigung des repräsentativen Bereiches* nachweisen, die schließlich bei hirnorganischen „Werkzeugstörungen" das Bild beherrscht. In diesem Sinne sind die intellektuelle und mnestische Demenz, die Merkschwäche und die Schädigung des Raum- und Zeitgitters, der Wandel repräsentativer Funktionen bei manchen Sinnestäuschungen, insbesondere den visuellen Halluzinationen vom deliranten Typ, schließlich auch Aphasien, Apraxien und Agnosien den körperlich begründbaren Psychosen bzw. organisch „verunreinigten" endogenen Psychosen vorbehalten. Der Schwund der repräsentativen Bestände in endogenen Psychosen bleibt dem normalpsychologischen Prozeß des Verdrängens und Vergessens, der allenfalls durch Besonderheiten des psychopathologischen Bildes modifiziert wird, unterworfen. Der *Verlust repräsentativer Determinierungen,* durch die eine Gliederung der Dynamik und die überdauernde Ordnung des seelischen Gefüges überhaupt erst möglich wird, oder ein *Funktionswandel im repräsentativen* Bereich können bei „organischen“ Bildern die individuelle Struktur ebenso gefährden wie bei endogenen Psychosen ein Entgleisen des dynamischen Geschehens, nur eben in anderer Weise. Will man die Eigenart körperlich begründbarer Psychosen erfassen, wird man den Nachdruck auf den *repräsentativen Bereich* zu legen haben, während bei den endogenen Psychosen vom *dynamischen Geschehen* ausgegangen werden muß.

Bei aller Verschiedenheit können sich die psychopathologischen Bilder bei körperlich begründbaren und bei endogenen Psychosen im Einzelfall derart nahekommen, daß eine Unterscheidung unmöglich wird. Aufmerksamkeit und Zuwendung können in endogenen Psychosen in einer der Bewußtseinstrübung in akuten körperlich begründbaren Psychosen vergleichbaren Weise verändert sein, so daß die Fähigkeit, repräsentative Gehalte zu erfassen und in geordneten Zusammenhängen zu verbinden, verlorengeht; ein Übermaß an Erregung und dynamischer Instabilität kann die Kranken einer organisch anmutenden Ratlosigkeit ausliefern. Auf der anderen Seite lassen sich gerade die akuten körperlich begründbaren Psychosen ohne Merkfähigkeitsstörung oder andere, als Hinweise auf eine Beeinträchtigung des repräsentativen Bereiches zu wertende „organische“ Symptome psychopathologisch nicht immer von endogenen Psychosen unterscheiden. Von atypischen körperlich begründbaren Psychosen dieser Art, den *endogenen Reaktionstypen,* war bereits ausführlich die Rede (I, 3). Endogene Reaktionstypen sind in körperlich begründbaren Psychosen dann zu erwarten, wenn die dynamische Entgleisung noch nicht oder nicht mehr von der sonst zumeist gleichzeitig bestehenden Beeinträchtigung der repräsentativen Funktionen kompliziert wird und wenn sie überdies den für endogene Psychosen typischen dynamischen Störungen entspricht. Wieck ordnete solche Beobachtungen den *Durchgangs-Syndromen* zu. Er verstand darunter die reversiblen Syndrome, die keine Bewußtseinstrübung zeigen, andererseits aber auch nichts vom Abbau der chronischen Syndrome verraten. „Durchgangs-Syndrome“ könnte man die endogenen Reaktionstypen auch noch in einem ganz anderen Sinne nennen, tauchen sie doch an den Stellen eines *Überganges* auf, *dort,* wo die körperlich begründbare Psychose ihr typisches Aussehen noch nicht gewonnen oder schon wieder verloren hat.

Die soeben skizzierte Auffassung kann sich berufen auf andere, längst bekannte Versuche, die Kluft zwischen „endogenen“ und „exogenen“ Psychosen zu schließen. Nach der von Kraepelin (1920) vertretenen entwicklungspsychologischen These sind neben den seelischen Werkzeugen, die dem Erwachsenen als Niederschlag von unzähligen Stufen fortschreitender Vervollkommnung zur Verfügung stehen, zahlreiche Überbleibsel erhalten geblieben, „die sich durch krankhafte Reize zu ihren sonst längst unterdrückten Leistungen wieder anregen lassen. Auf der anderen Seite können durch Zerstörung und Lähmung übergeordneter Einrichtungen urwüchsige Werkzeuge, die für gewöhnlich beim Gesunden durch jene beherrscht und geleitet werden, eine unerwünschte Selbständigkeit erhalten und das Krankheitsbild weitgehend beeinflussen.“ Lassen sich u. a. die *emotionellen* und *paranoiden* Äußerungsformen des Irreseins aus einer ungenügenden Beherrschung durch vollkommenere Einrichtungen ableiten, so kann möglicherweise eine Zerstörung höherer Leistungen, die niederen Werkzeugen des Seelenlebens eine verhängnisvolle Selbständigkeit verschafft, neben anderen Äußerungsformen die *schizophrenen* Störungen erklären. Die schizophrenen Äußerungsformen sind nach Ansicht Kraepelins nicht auf die Dementia praecox beschränkt. „Wir finden sie vor allem in mehr oder weniger ausgesprochener Weise bei manchen Krankheitsvorgängen mit ausgebreiteten Zerstörungen des Nervengewebes wieder, so bei der Paralyse und beim Altersblödsinn, gelegentlich auch bei umschriebenen, namentlich traumatischen Hirnerkrankungen. Zweifellos können jedoch auch ohne Vernichtung von Hirngewebe schizophrene Erscheinungen zustandekommen.“ Die in ausgedehnterem Maße zerstörenden Krankheitsvorgänge erzeugen vorwiegend Ausfälle seelischer Leistungen; sie greifen noch tiefer hinab als die Geschehnisse, die zu schizophrenen Störungen führen, können indessen auch emotionelle und schizophrene Äußerungsformen auslösen. Das von JASPERS gewählte Bild der Schichtung: zutiefst die organischen, darüber gelagert die schizophrenen, die manisch-depressiven und in der obersten Schicht die neurotischen Symptome, sucht ebenfalls den Sprung zwischen endogener und exogener Symptomatik zu überbrücken. Den bisher konsequentesten Versuch, den gesamten Bereich des psychisch Abnormen einem einheitlichen Aspekt unterzuordnen, findet man im Werk von H. EY. Die von H. JACKSON übernommene evolutionistische Betrachtungsweise führt H. EY zu Ergebnissen, die den Erwägungen, mit denen der späte KRAEPELIN seine Schüler beunruhigt hat, bemerkenswert nahe kommen.

Will man annehmen, daß auch in körperlich begründbaren Psychosen, wie es für die endogenen Psychosen gezeigt werden soll, regelmäßig die *seelische Dynamik* in Mitleidenschaft gezogen wird, so wären, eine verwandte Qualität des dynamischen Geschehens vorausgesetzt, die Übergänge zwischen endogenen und „exogenen“ Psychosen bzw. Abbau-Syndromen vor allem unter Berücksichtigung des *repräsentativen* Aspektes zu untersuchen. Hält man sich an endogene Psychosen und endogene Reaktionsformen, deren Symptomatik mit zunehmendem Altersabbau, mit dem Voranschreiten einer progressiven Paralyse oder sonst eines organischen Prozesses in der progredienten intellektuellen und mnestischen *Demenz* untergeht, so scheint tatsächlich mit dem Abbau repräsentativer Funktionen, mit dem Versagen der Fähigkeit zu inhaltlicher Bewältigung und Ordnung, die psychotische Dynamik die besondere endogene Färbung zu verlieren. Gerade aber über die Eigenart des dynamischen Geschehens in originären körperlich begründbaren Psychosen und Abbau-Syndromen ist noch wenig bekannt. Von Fall zu Fall findet man auch hier jene besondere Gestimmtheit und Gerichtetheit, die man von wahnhaften oder wesensveränderten Schizophrenen, von depressiven oder manischen Kranken her kennt. Dynamische Störungen, die überzeugend endogen wirken, entsprechen indessen nicht der Regel; viel häufiger sind bei körperlich begründbaren Bildern ein blander Antriebsverlust, Indolenz oder Affektlabilität. Überdies kann die dynamische Schädigung sehr unterschiedlich ausgeprägt sein. Trotz eines Abbaus repräsentativer Funktionen, der bis zum völligen Verlust der zeitlichen und örtlichen Orientierung fortgeschritten ist, kann beispielsweise im Rahmen einer Alzheimerschen Krankheit die emotionale Ansprechbarkeit und der persönliche Stil eines Menschen noch bemerkenswert gut konserviert sein, während in anderen Fällen, etwa bei einer Pickschen Atrophie des Stirnhirns, die von der Entgleisung des dynamischen Geschehens getragene Wesensveränderung bereits hochgradig sein kann, ohne daß die formale Intelligenz schon wesentlich gelitten hätte. Hier sei lediglich festgehalten, daß ein vorübergehendes Entgleisen oder eine bleibende Schädigung der seelischen Dynamik (die gelegentlich in gleicher Weise wie in endogenen Psychosen verändert ist) *regelmäßig* auch in körperlich begründbaren Psychosen und Abbau-Syndromen angetroffen werden. Zur Kenntnis der dynamischen Störungen in akuten Psychosen kann die monographische Darstellung der Verwirrtheitszustände durch GOMIRATO und GAMNA beitragen. Aufschlußreich für die Verhältnisse bei den Abbau-Syndromen ist das besonders gut untersuchte amnestische Syndrom. Seit BÜRGER-PRINZ und KAILA ist seine Analyse – man vergleiche die Monographie von HAASE aus jüngster Zeit – kaum mehr denkbar ohne die Berücksichtigung der psychischen Dynamik.

Um bei der Kompliziertheit des Sachverhaltes die Übersichtlichkeit der Argumentation nicht zu gefährden, hatten wir bisher bei der Gegenüberstellung endogener und körperlich begründbarer Bilder lediglich den *dynamischen* und den *repräsentativen* Aspekt berücksichtigt. Während endogene Psychosen hinreichend durch das dynamische Geschehen gekennzeichnet sind, genügt es offenbar nicht in jedem Fall, die Eigenart körperlich begründbarer Psychosen aus einer zusätzlichen Beeinträchtigung repräsentativer Funktionen abzuleiten. Ein derartiges Vorgehen ist erlaubt bei chronischen organischen Syndromen. Auch bei akuten Syndromen trifft man sicher etwas Wesentliches, wenn man beispielsweise die Merkschwäche, die Orientierungsstörungen, den Funktionswandel der Sinnessphäre beachtet. Daneben fordern jedoch die akuten körperlich begründbaren Psychosen ungeachtet der von FLECK eingehend begründeten Feststellung, daß Bewußtseins*trübungen* keine obligaten Symptome der exogenen Reaktionsformen im Sinne BONHOEFFERS seien, immer auch eine Berücksichtigung der *Bewußtseinslage.* Aufschlußreich sind in diesem Zusammenhang endogene Reaktionsformen, die im weiteren Verlauf von einer Bewußtseinstrübung zugedeckt werden oder die sich, von der anderen Seite her, mit der Aufhellung des Bewußtseins von einem organischen Hintergrund abheben. Eigene Beobachtungen (1955), nach denen in körperlich begründbaren Psychosen mit zunehmender Bewußtseinsklarheit schizophrene Symptomatik reichhaltiger und eindeutiger wird, andererseits in der Desorientiertheit katatoner und amentieller Schizophrenien die für die schizophrene Symptomatik typischen Wahnerlebnisse unmöglich werden, machen deutlich, wie wichtig die Beachtung der Bewußtseinslage gerade im Grenzbereich zwischen endogenen und körperlich begründbaren Psychosen ist; sie zeigen das Problem, bringen freilich noch keine Lösung. Die Frage ist, ob man mit dem Bewußtseinsbegriff in der herkömmlichen Form der Problematik der körperlich begründbaren Psychosen überhaupt gerecht werden kann.

Ausgehend von den Überlegungen, die ZUTT über die *polare Struktur des Bewußtseins* anstellte (1943), wäre zu prüfen, ob bei der Analyse der akuten körperlich begründbaren Psychosen nicht gleichberechtigt neben der *dynamischen* Konstellation und der Beeinträchtigung der *repräsentativen* Funktionen die jeweilige Qualität des nach 2 Polen um eine *mittlere Ebene von Wachheit* schwingenden – und insofern auf einen ganz bestimmten Bedeutungsgehalt eingeengten – *Bewußtseins* berücksichtigt werden sollte. Zu prüfen wäre weiter, ob sich nicht von diesen drei Grundaspekten her der jeweilige psychopathologische Querschnitt der körperlich begründbaren Psychose (und das hieße auch: die Besonderheit des jeweiligen Bewußtseinszustandes im weiteren und weitesten Sinne) bestimmen ließe. Ohne daß einer solchen Analyse vorgegriffen werden soll, sei die Vermutung geäußert, daß in Übereinstimmung mit bestimmten klinischen Bildern *dynamischer* Aspekt, *Wachheitsqualität* und *repräsentativer* Aspekt des Erlebnisfeldes regelhaft und in jeweils kennzeichnender Weise einander zugeordnet sind. In körperlich begründbaren Psychosen scheint regelmäßig das dynamische Geschehen zu entgleisen oder, bei Abbau-Syndromen, dauernd geschädigt zu sein. Hinzu kommt, beschränkt auf die *akuten* organischen Psychosen, eine Veränderung der Wachheitsqualität, nicht immer im Sinne einer *Trübung* der

Wachheit, sondern gelegentlich auch im Sinne einer *Hypervigilität* (ZUTT). Bei allen *Abbau-Syndromen* ist schließlich auch der repräsentative Bereich geschädigt. Die Beeinträchtigung der repräsentativen Funktionen bei den akuten Syndromen ist uns bisher noch am wenigsten durchsichtig: Sie scheint gelegentlich, insbesondere in sehr stürmischen Psychosen, bereits allein aus der Entgleisung des dynamischen Geschehens, und regelmäßig aus der Veränderung der Wachheitsqualität zu resultieren; unabhängig davon entstandene repräsentative Einbußen werden bei akuten organischen Syndromen immer erst nach der Wiederherstellung der durchschnittlichen Wachheit faßbar, beispielsweise in Gestalt überdauernder mnestischer Störungen nach dem Abklingen einer Kontusionspsychose. Psychopathologisch gesehen, wird man *Übergänge* zwischen endogenen und körperlich begründbaren Psychosen dann zu erwarten haben, wenn eine Entgleisung des dynamischen Geschehens, die den dynamischen Grundkonstellationen in endogenen Psychosen entspricht, durch eine Veränderung der Wachheitsqualität kompliziert wird oder sich, in umgekehrter Richtung, in voll entwickelten körperlich begründbaren Psychosen die kennzeichnende Beeinträchtigung der repräsentativen Funktionen zurückbildet und das dynamische Grundgeschehen nur noch von einer leichten Verschiebung der Wachheitsqualität überlagert wird. Feinere Modifikationen der Wachheit, die eine differenziertere Analyse verlangen, als sie innerhalb der Unterscheidung von Klarheit und Trübung des Bewußtseins möglich ist, scheinen eine wichtige Rolle im Zwischenbereich zwischen endogenen und „exogenen" Psychosen zu spielen und auch noch jenseits dieses Bereiches, vor allem in akuten schizophrenen Psychosen, von Bedeutung zu sein. Im Rahmen einer Darstellung der Halluzinationen (vorwiegend visueller Art) in endogenen und körperlich begründbaren Psychosen spricht NIEDERMEYER geradezu von einer „Halluzinationsstimmung", die durch eine „oneiroid gefärbte Modifikation des Wachbewußtseins" gefördert werde. Die Zone des Überganges, der in allen Abstufungen von endogenen wahnhaften Bildern über noch endogen anmutende aber ungewöhnlich plastische halluzinatorische zu delirant halluzinatorischen Bildern führt, ist an Hand toxischer Modellpsychosen schon sehr eingehend untersucht worden. LLOPIS wählte die Eifersuchtsinhalte der chronischen Trinker als Beispiel, um die Übergänge zwischen Wahn, Halluzinose und Delir darzustellen.

Sofern es sich nicht um reine Abbau-Syndrome handelt, ist der *Aufbau der körperlich begründbaren Psychosen wesentlich komplizierter als der der endogenen Psychosen.* Das schließt nicht aus, daß die Symptomatik der endogenen Psychosen, in denen die Fehlsteuerung des dynamischen Geschehens den ganzen Reichtum intakter und nicht durch den Schwund repräsentativer Determinierungen uniformierter seelischer Bestände erfaßt, ungleich reichhaltiger und individueller ist. Hält man sich an das Grundsätzliche, *so setzt die vertiefte psychopathologische Durchdringung der körperlich begründbaren Psychosen die Kenntnis des Aufbaues der endogenen Psychosen voraus.* Die körperlich begründbaren Psychosen brauchen uns hier nur soweit zu beschäftigen als es notwendig ist, um die Eigenart der endogenen Psychosen und ihr Verhältnis zu den endogenen Reaktionstypen zu bestimmen. Die sehr engen Beziehungen, die zwischen endogenen Psychosen und endogenen Reaktionstypen bestehen, und die Besonderheiten dieser Beziehungen verdienen, auch terminologisch berücksichtigt zu werden. Wenn abschließend unter klinischen Gesichtspunkten die hier berührten Fragen noch einmal aufgegriffen werden, soll nicht mehr von endogenen, sondern von *dynamischen Reaktionstypen* gesprochen werden.

## 2. Über ganzheitliche psychopathologische Entwürfe, insonderheit die Idee der Einheitspsychose

Die neuere Psychopathologie hat sich zunehmend mit Auffassungen auseinanderzusetzen, die die endogenen Psychosen als ein *primär dynamisches Geschehen* begreifen und psychotische Symptomatik als ganzheitliche Ausformungen auf der Grundlage solcher dynamischer Geschehnisse untersuchen. Hierher gehört insbesondere die weit über die endogenen Psychosen hinausgreifende organisch-dynamische Konzeption von H. EY und, ihr verwandt, wenn auch bei den engen gestaltpsychologischen Bindungen nicht im gleichen Maße dynamisch orientiert, der von CONRAD vertretene ganzheitspsychologische Standpunkt. In der programmatischen Einleitung zu den „Strukturanalysen hirnpathologischer Fälle", die zugleich als Programm einer umfassenden Psychopathologie gedacht ist und bei ihrer undogmatischen Weite auch ganz unabhängig von der persönlichen Arbeitsrichtung des Autors wegweisend sein kann, heißt es bei CONRAD: „Aus einer Vielzahl beziehungslos nebeneinander stehender Bilder, als welche sich uns die krankhaften Störungsformen auch heute immer noch darstellen, muß ein einheitliches System aufeinander bezogener Formen werden, die durchweg, gleichsam voraussehbar, aus der inneren Strukturgesetzlichkeit dieses Ganzen ableitbar sind." In einer soeben erschienenen monographischen Darstellung der beginnenden Schizophrenie, die uns so wichtig war, daß wir die vorliegende Abhandlung durch wiederholte Hinweise auf die dort mitgeteilten verwandten Ergebnisse ergänzt haben, ist CONRAD der Durchbruch zu einer dynamischen Auffassung weitgehend geglückt. Man sollte sich nicht daran stoßen, daß CONRAD die eigene Methode als „Gestaltanalyse des Wahns", das Wahnerleben als einen „Verlust der epikritischen bei Übrigbleiben der protopathischen Leistungsformen" versteht und nur in der „Reduktion des energetischen Potentials" einen dynamischen Sachverhalt, in der für das Wahnerleben zentralen „Apophänie" dagegen etwas Formales sieht: Verstehen wir CONRAD richtig, so gilt doch seine Grundintention – wir verweisen insbesondere auf den Versuch, die qualitativen Unterschiede zwischen verschiedenen Verlaufsformen aus quantitativen Abstufungen des Potentialabbaus abzuleiten – auch in der Verkleidung der von ihm noch nicht revidierten gestaltpsychologischen Terminologie einem einheitlich dynamischen Verständnis der schizophrenen Verlaufsgestalt. Eine psychologische, einheitlich dynamistische Konzeption der Schizophrenie war von BERZE bereits im Jahre 1914 vorgelegt worden. Sein noch im Scheitern bewunderungswürdiges Werk über die „primäre Insuffizienz der psychischen Aktivität" ist zu früh erschienen, um wirkliche Resonanz zu finden. Jahrzehnte später läßt lediglich die inzwischen obsolete bewußtseinspsychologische Verbrämung die Aktualität der Gedanken BERZES nicht auf den ersten Blick deutlich werden. Eine von H. MARCUSE seit 1913 entwickelte „energetische Theorie der Psychosen" ist aus begreiflichen, hier nicht zu erörternden Gründen nachwirkungslos geblieben. Von Interesse ist immerhin der zu dieser Zeit unübliche nosologische Skeptizismus, der den der Einheitspsychose zugeneigten Autor 1926 feststellen läßt, daß sich die klinische Psychiatrie, die so gerne empirisch und klinisch sein möchte, heute noch im Stadium der Botanik zu LINNÉS Zeiten befinde. Durch seine Bemühungen, die *Eigenbestimmtheit* psychopathologischer Situationen zu erfassen, hat sich in jüngster Zeit besonders KISKER um eine ganzheitlich-dynamisch orientierte Psychopathologie der Schizophrenie verdient gemacht. Die von ihm in Anlehnung an LEWIN beschriebenen topologisch-dynamischen Strukturquerschnitte ermöglichen die Ordnung schizophrener Symptomatik im Rahmen eines großzügigen Entwurfes. Den Terminus „Eigenbestimmtheit“, der der von uns an anderer Stelle (1957[b]) erhobenen Forderung entspricht, psychopathologische Fragestellungen ohne Rücksicht auf nosologische Erwägungen mit ausschließlich psychologischer Methodik zu bearbeiten, werden wir im Anschluß an KISKER noch wiederholt verwenden. Schließlich darf nicht vergessen werden, daß zwangsläufig schon die *Einheitspsychose* des 19. Jahrhunderts eine uniforme Sicht der endogenen Psychosen voraussetzte. Daß sich – im Gewande der zeitgenössischen Psychologie – auch hier eine dynamistische Betrachtungsweise durchgesetzt hat, rechtfertigt die Annahme, daß ein psychopathologischer Dynamismus im Rahmen ganzheitlicher Entwürfe nicht eine beliebig austauschbare Methode, sondern eine sachliche Erfordernis ist. Schon bei ZELLER findet man (1838) den Gedanken, es müsse „dem Wahnsinn eine Veränderung in der Kraft und Stimmung des Seelenorgans zu Grunde liegen, eine dynamische Störung“; es handele sich bei den Seelenstörungen um eine „dynamische Krankheit, gewissermaßen eine Verirrung der Lebenskraft selbst“. Erst in neuester Zeit ist der Gedanke, „daß die Seele *aus sich heraus* verirren“ könne (K. SCHNEIDER, 1952) wieder aufgetaucht; SCHNEIDER spricht (1959) von der „Denkbarkeit des Metagenen“, die besonders bei gewissen paranoiden Psychosen neben dem Somatogenen und Psychogenen offen bleiben müsse. Ideengeschichtlich ist der Dynamismus ZELLERS und anderer Romantiker kein Neuanfang, sondern der Abschluß einer Tradition, die bis auf G. E. STAHL (1660–1734) zurückreicht und erst mit dem Heraufkommen der materialistischen Epoche jäh abbricht. BODAMER hat in seiner Dissertation, an die sich thematisch die Habilitationsschrift von DE BOOR und die Dissertation von W. SCHMITT anschließen, eine hervorragende Darstellung der Geistesgeschichte der Psychiatrie in der ersten Hälfte des 19. Jahrhunderts gegeben und bei dieser Gelegenheit auch die Bedeutung ZELLERS, den er einen „romantischen Dynamiker in der Art von C. G. CARUS“ nennt, gebührend gewürdigt.

Der Rückgriff auf die Einheitspsychose – geschichtliche Hinweise finden sich bei KRAEPELIN, GRUHLE, BODAMER, LLOPIS, WYRSCH – hat mehr als nur historisches Interesse. Berücksichtigt man, daß ZELLER, GRIESINGER, NEUMANN zu den bedeutendsten Psychiatern ihrer Zeit gehören, so sollte man gewarnt sein und ihre Leitidee, der noch KAHLBAUM – man vergleiche insbesondere den Vortrag von 1878 –, ungeachtet der von ihm begründeten und ganz anders orientierten klinisch-nosologischen Forschungsrichtung, größten Respekt entgegenbrachte, nicht ungeprüft als eine nur durch die Unwissenheit einer vorwissenschaftlichen Psychiatrie entschuldbare Spekulation abtun. Macht man sich die Mühe, auf die Originalarbeiten zurückzugreifen, so wird man feststellen, daß sich „nosologische Unwissenheit“, wie man in der Überschätzung des eigenen Wissens zu sagen versucht sein könnte, mit großzügigen psychopathologischen Einsichten vertragen kann. Von NEUMANN, der bereits die „Lehre von den Krankheitsresiduen“ vertritt und die „Heilung mit Defekt“ erwähnt, der die Begriffe „Produktivität“, „Prozeß“ verwendet und die „Lockerung des Zusammenhanges“ bei sinkender Produktivität und ihr Voranschreiten zu einem „Zerfallen des Bewußtseinslebens“ kennt, muß in diesem Zusammenhang insofern abgesehen werden, als er mit der auf GUISLAIN zurückreichenden Tradition bricht und durch die Eliminierung der Melancholie als des ersten Krankheitsstadiums das „Irresein“ schon weitgehend auf die Dementia praecox KRAEPELINS einengt. Als Vertreter der umfassenden Einheitspsychose bleiben neben anderen Zeitgenossen ZELLER und mit ihm GRIESINGER als die glänzendste Erscheinung der Zeit. Man stößt sich neuerdings gerne an der bereits von GEORGET und anderen Vorgängern formulierten Grundthese GRIESINGERS, daß man in den psychischen Krankheiten jedesmal Erkrankungen des Gehirns zu erkennen habe, und sollte doch um so mehr die Disziplin bewundern, mit der GRIESINGER zwischen Programm und geprüftem Wissen unterscheidet, um so im dritten Hauptteil seines Buches die psychischen Krankheiten wahrhaft vorbildlich nach *psychologischen* Kriterien abzuhandeln. GRIESINGER kann sich auf grundsätzliche Erkenntnisse seines Lehrers ZELLER stützen, wenn er zwischen affektiv bedingten, heilbaren Krankheitsformen (verstanden als Krankheits*stadien*) und sekundären, unheilbaren Störungen im Rahmen psychischer Schwächezustände unterscheidet; auch die Einteilung nach Depressions- und Exaltationszuständen, Verrücktheit und Blödsinn ist nicht neu. Das Besondere ist die psychologische Prägnanz der beschriebenen psychotischen Bilder. Die Gültigkeit dessen, was einerseits (unter Berufung auf JESSEN) als *Insichsein* der Schwermütigen und als maniakalisches *Außersichsein* der Tobsüchtigen und Wahnsinnigen, andererseits in den „Schwächezuständen" der Verrücktheit und des Blödsinns nach dem Verbrausen der affektiven Störungen als durchgreifende Veränderung auf vertieftem energetischen Niveau – GRIESINGER spricht von „gesunkener Energie des Seelenlebens" – geschildert wird, bleibt unberührt von andersartigen nosologischen Auffassungen. Speziell der KRAEPELINschen Dichotomie mußte eine wesentliche Errungenschaft GRIESINGERS wieder verloren gehen: die Einsicht, daß maniforme Psychosen und florider Wahn psychopathologisch eng zusammengehören.

## 3. Die Beeinträchtigungsinhalte in cyclothymen Depressionen

Es lag nahe, auf die Einheitspsychose zurückzugreifen, als wir zunächst bei Psychosen endogener Prägung im höheren Lebensalter (1957[b]), später bei paranoid gefärbten Cyclothymien auf unlösbare differentialtypologische Schwierigkeiten stießen. Wir waren gezwungen, das ursprüngliche Vorhaben, nach den typischen Inhalten auch die Beeinträchtigungsinhalte cyclothym depressiver Kranker in einer gesonderten Veröffentlichung zu behandeln, wieder aufzugeben. Wenn wir dennoch auf diese paranoid gefärbten Psychosen zurückkommen und damit wenigstens im Umriß die Untersuchungen zur Thematik depressiver Kranker abschließen, so geschieht es, weil derartige Beobachtungen, die unter klinischen Gesichtspunkten zunächst unproblematisch zu sein scheinen, unmittelbar an die differentialtypologischen Schwierigkeiten heranführen. Wir finden so auch klinisch-psychopathologisch den Anschluß an den bereits auf depressive Bilder angewandten dynamisch-strukturpsychologischen Ansatz.

Die Beeinträchtigungsinhalte in sonst überzeugend cyclothym anmutenden Depressionen stehen außerhalb der gewohnten, durch Hypochondrie, Schuld- und Verarmungsängste gekennzeichneten Thematik. Unter 200 unausgelesenen cyclothym depressiven Kranken eigener Beobachtung boten 16 atypische Inhalte solcher Art. Nach dem schon Gesagten braucht nicht ausdrücklich betont zu werden, daß Zahlen hier weniger als objektive Feststellung, denn als Hinweis auf die Voraussetzungen des Untersuchers zu werten sind, der die in erheblicher Spielbreite schwankende Grenzziehung zwischen cyclothymen und schizophrenen Psychosen bestimmt. Die von uns mit K. SCHNEIDER (unter Ausschluß aller Zwischen-Fälle) gewählten Grenzen sind so eng, daß kaum Beobachtungen übrig bleiben, bei denen auch nur vorübergehend schizophrene Symptomatik deutlich wird. Der Häufigkeit nach stehen an erster Stelle *Schulddepressionen,* in denen sich unter dem Druck qualvoller Angst das Gewicht von der Schuld auf die *Strafe* verschoben hat und entsprechende Wahrnehmungen die mit Ketten rasselnden Polizisten, Überwachung, Folterung und Hinrichtung ankündigen. Weniger dramatisch und darum gewiß oft übersehen sind als zweite Gruppe die aus dem *Erlebnis der eigenen Insuffizienz* ableitbaren Beeinträchtigungsinhalte, denen man auch in sonst inhaltlosen Depressionen begegnet. Wenn auch der „Zeiger der Schuld" einmal vorübergehend nach außen zeigt, bleibt doch der thematische Zusammenhang mit den typisch depressiven Inhalten in diesen Fällen weitgehend gewahrt. Bei den 4 Kranken, die in einer cyclothymen Depression kurzfristig Wahninhalte vom schizophrenen Typus zeigen, nämlich eine merkwürdige Veränderung der Umwelt und der Gesichter von Angehörigen und Bekannten, die sich Zeichen geben, verdächtige Beobachtungen über Versuche, den Kranken zu vergiften und zu hypnotisieren, fällt auf, daß die zuvor depressive und von ängstlicher Erregung begleitete Verstimmung kritisch ins Mißtrauisch-Wahnhafte, ja selbst in eine ausgesprochene Wahnstimmung „umkippt". Von außen gesehen, geht damit einher eine relative Beruhigung der depressiven Agitiertheit. Würden wir die Grenzen weiter gezogen und Zwischen-Fälle im Sinne von K. SCHNEIDER berücksichtigt haben, so wäre es möglich gewesen, Inhalte zusammenzustellen, mit denen der Schritt zum Schizophrenen eindeutig vollzogen ist. Der Rahmen einer nach Verlauf und psychopathologischer Symptomatik immer noch vorwiegend cyclothymen Psychose brauchte dabei nicht verlassen zu werden. Wir denken an manche Inhalte, die in solchen klinisch überwiegend cyclothymen Psychosen selten, bei schizophrenen Psychosen jedoch alltäglich sind: Wahnhafte Personenverkennung, wahnhafte Verarbeitung von Zeitungsartikeln oder Radiovorträgen, die eigens für den Kranken inszeniert worden sind, Überwachung durch verkleidete Spitzel, halluzinatorische Erlebnisse. Instruktive Einzelfälle von der Art des Beispiels, das v. BAEYER jüngst zur Veranschaulichung des paranoiden Umschlagens cyclothymer Depressionen in der Krampfbehandlung herangezogen hat, verdienen in diesem Zusammenhang besondere Aufmerksamkeit.

Als wir nach Ergänzung unserer Ausgangsfälle durch atypische Cyclothymien und einige wenige Zwischen-Fälle den Versuch machten, den bei den ursprünglichen Beobachtungen nur angedeuteten, in anderen Fällen aber prägnanten Wechsel im *Stil* der Psychose psychopathologisch zu erfassen, ohne dabei den Rahmen der gewohnten Krankheitseinheiten preiszugeben, mußten wir immer wieder feststellen, daß wir von unzulässigen Vorentscheidungen abhängig waren. Das psychopathologisch wenig befriedigende Ergebnis des differentialtypologischen Versuches von PAULEIKHOFF (1957[a]): daß es sich bei schizophrenen Symptomen vorwiegend um eine primäre psychotische Veränderung situativer Gegebenheiten, bei cyclothym psychotischer Symptomatik dagegen primär um eine Störung affektiver Erlebnisweisen handele, wurde uns zur Mahnung, die ursprünglichen Intentionen aufzugeben. Nicht nur die von PAULEIKHOFF vertretene These (vgl. hierzu WEINSCHENK) von der nur in cyclothymen Erscheinungsbildern primären Bedeutung affektiver Störungen, sondern vor allem ein grundsätzlicher Mangel, dem die durch die Fragestellung und die ausführliche Kasuistik dankenswerte Studie nicht abhelfen kann, war uns in diesem Zusammenhang bedenklich: Man vermißt einen psychopathologischen Entwurf, der in einem übergeordneten Gemeinsamen das zu Unterscheidende vereinigt und damit der

Tatsache gerecht wird, daß die Symptomatik endogener Psychosen sich in eigentümlicher Weise von der Symptomatik körperlich begründbarer Psychosen abhebt, und daß die beiden endogenen Formenkreise, so besonders in maniformen Psychosen, nahtlos ineinander übergehen können. Voraussetzung einer *Differentialtypologie*, die auf der Ebene der klinischen Psychopathologie mit Notwendigkeit Symptome und Symptomzusammenhänge vergleicht, ist *die jeweils nur vom Ganzen her mögliche Bestimmung der zu vergleichenden psychopathologischen Typen im Rahmen eines gemeinsamen psychologischen Bezugssystems*. Der im folgenden unternommene Versuch, übergeordnete *dynamische Grundkonstellationen* zu beschreiben und die in endogenen Psychosen angetroffenen Phänomene als Ergebnis einer Umsetzung von dynamischen Geschehnissen in Wertgefüge und Erlebnisfeld zu begreifen, gründet auf einem solchen ganzheitlichen Bezugssystem.

# IV. Die dynamische Reduktion

## 1. Zur Charakterisierung der dynamischen Reduktion

In *depressiven* Psychosen ist die dynamische Konstellation, wenigstens im Regelfall, einförmig, wenig variabel und auch in den Variationen von Fall zu Fall und im Verlauf der Psychose weitgehend gleichartig. Sie ist vornehmlich gekennzeichnet durch emotionale und intentionale Verarmung und Erstarrung, durch eine Befindlichkeit, die durch die von JESSEN und GRIESINGER benützte Formel eines *Insichseins* besonders gut veranschaulicht wird, weil darin auch etwas von der *Richtung* des dynamischen Geschehens, nämlich der depressiven *Einengung*, die mehr ist als bloße Erstarrung und Verarmung, zum Ausdruck kommt. Wir haben die für depressive Psychosen kennzeichnende Konstellation als *dynamische Reduktion* beschrieben. Nennenswert beeinträchtigt wird die Regelhaftigkeit der von Schwermut, seelischer Erstarrung, Antriebs- und Gefühlsverlust bestimmten dynamischen Störung lediglich durch die *Angst*, die besonders für die eigentlich wahnhafte Ausgestaltung der depressiven Themen wichtig zu sein scheint, und die bei stärkerer Ausprägung in die sonst so geschlossenen depressiven Bilder ein unberechenbares und fremdes Element hineintragen kann.

Der an anderer Stelle unternommene und hier nicht noch einmal zu begründende Versuch, die Inhalte der cyclothymen Depression, voran die von K. SCHNEIDER herausgehobenen drei großen Themen der Hypochondrie, der Verarmung und der Schuld, auf die Auswirkungen des psychotischen Erlebniswandels zurückzuverfolgen, hatte zu dem Ergebnis geführt, daß bei weitgehender Gleichartigkeit der jeweiligen dynamischen Konstellation in erster Linie die charakteristische Eigenart des individuellen Wertgefüges für die Themenwahl verantwortlich gemacht werden muß. Wir hatten Gedanken aufgegriffen und weitergeführt, die sich in Arbeiten von v. GEBSATTEL und KAESTNER finden, und glaubten feststellen zu können, daß die depressive Psychose zu einer *Behinderung der Wertaktualisierung* führt. Wohl bleiben die werthaften Bestände *inhaltlich* verfügbar, aber sie sind bedeutungslos geworden, ent„wertet“, weil ihre Aktualisierung durch lebendiges Fühlen und Streben kaum noch gelingt oder überhaupt aufgehoben ist. Die Reduktion bewirkt, richtungweisend für die thematische Genese, eine Gefährdung gerade jener Wertbereiche, die bei zentraler Stellung im Wertgefüge in besonderem Maße einen „Anspruch“ auf dynamische Aktualisierung besitzen. (In einem ähnlichen Zusammenhang spricht Petrilowitsch 1956 mit Wellek von einem „Anspruchsniveau des Gefühls".) Bei den Kranken mit *Schuldinhalten* stehen im Mittelpunkt Wertbereiche, die sich in den persönlichen Bindungen an eine verpflichtende Instanz entfalten; bei den Kranken mit *Verarmungsinhalten* spielt das Tätigsein und Schaffen im Dienste realer Ziele eine besondere Rolle; die depressiven *Hypochonder* sind durch die Tendenz charakterisiert, in der Wertsuche bei sich selbst zu verharren. Die dynamische Reduktion kann im Voranschreiten die noch aktualisierbaren Wertbereiche soweit einengen, daß aktuell allein noch das vom Untergang bedrohte Selbst übrig bleibt und schließlich, in der Übersteigerung des nihilistischen Wahns, der Abgrund des Nichts sich auftut.

Die vom biologischen Untergrund her einbrechende Störung teilt sich von vornherein dem seelischen Ganzen mit: dem Wertgefüge und dem Erleben, gleich ob sich Erleben im inneren Raum aus aktualisierten strukturellen Beständen gestaltet oder ob es sich auseinandersetzt mit der begegnenden Welt. Der Einengung des inneren Raumes entspricht in cyclothymen Depressionen immer auch ein *Weltverlust*. Dort, wo mit der dynamischen Reduktion das vom Wertgefüge gesteuerte Interesse an den Dingen, der gerichtete Antrieb zur Bewältigung und Gestaltung verlorengehen, andererseits mit dem Verlust der Möglichkeiten impressiven Wahrnehmens das Begegnende, seiner Aufforderungscharaktere entkleidet, bedeutungslos geworden ist, muß auch die Welt, in die der Kranke bisher handelnd einzugreifen gewohnt war, in extremer Weise verarmen.

Wesentlich für die Gestaltung depressiver Psychosen scheint weiter die relative *Gleichförmigkeit* und *Konstanz* der dynamischen Störung zu sein. Wohl gibt es die bekannten Tagesschwankungen der depressiven Verstimmung, die in seltenen Fällen so ausgeprägt sein können, daß sich Tag für Tag die depressive Thematik des Morgens in späterer Stunde wieder auflöst. Auch diese Tagesschwankungen sind jedoch in der Wiederholung völlig gleichartig. In schweren Depressionen können nicht nur der Antriebsverlust, die Einengung und Erstarrung aller intentionalen und emotionalen Möglichkeiten, sondern auch Gefühls*bewegungen*, wie Traurigkeit und Angst, die sich unter normalpsychologischen Verhältnissen bei ähnlicher Stärke rasch erschöpfen müßten, ohne Veränderung über Monate, und mit geringen Nuancen selbst über Jahre hin bestehen.

Was schließlich die *Angst* als das beunruhigende Element in der Regelhaftigkeit der dynamischen Störung anbelangt, so sind es immerhin Ausnahmen, wenn in agitierten cyclothymen Depressionen elementare psychotische Angst den Ring der dynamischen Reduktion sprengt, wenn die dynamische Konstellation labil, kontrastreich, unberechenbar wird und Inhalte, in erster Linie die schon erwähnten Beeinträchtigungsinhalte (III, 3) aktualisiert werden, die in den engen Rahmen typisch depressiver Thematik nicht mehr hineinpassen. Diese Ausnahmen können trotz ihrer Zugehörigkeit zum *klinischen* Bild der cyclothymen Depression am ehesten von der Psychopathologie des schizophrenen Wahnes her verstanden werden. Die Regel ist, daß sich auch die psychotische Angst der Depressiven an den thematischen Rahmen hält, daß, bildlich gesprochen, das psychotisch gewandelte und erstarrte Gefüge trotz des Einbruches der Angst nicht nachgibt und die Erschütterung aushält. Im übrigen mag der Eindruck einer inneren Bewegtheit bei manchen von Angst erfüllten und motorisch erregten Depressiven nur vorgetäuscht sein: Man ist immer wieder erstaunt über die zäsurlose Monotonie solch ängstlicher Erregung im monatelangen Leerlauf.

## 2. Die Eigenart des depressiven Wahns

Mit dem Gesagten lassen sich manche charakteristischen Züge wahnhaft depressiver Thematik in Einklang bringen, wobei es sich schon jetzt empfiehlt, den floriden schizophrenen Wahn, der allein für eine Gegenüberstellung auf gleicher Ebene in Frage kommt, als Folie zu benützen. Nicht der schizophrene, sondern der ausschließlich auf das Selbst gerichtete depressive Wahn – darauf hat als erster H. KRANZ hingewiesen – ist der eigentlich autistische Wahn. Schon vom Inhaltlichen her würde der depressive Weltverlust und die Einengung strukturell gegebener Möglichkeiten auf einige wenige existentielle Anliegen keinen Spielraum lassen für den Bedeutungs- und Beeinträchtigungswahn schizophrener Psychosen, der das Gegenüber einer ihren Möglichkeiten nach unübersehbar hintergründigen Welt voraussetzt. Der konzentrisch voranschreitenden Entmächtigung des Wertgefüges durch die Behinderung seiner Aktualisierung, der zunehmenden Einengung auf das primitivste Selbst entspricht die Verkümmerung des weltzugewandten Erlebens. Trotz ihres fundamentalen Charakters erlaubt die Stetigkeit und Einheitlichkeit der dynamischen Reduktion auf vertieftem Niveau immer noch ein *Gleichgewicht zwischen innerem Raum und begegnender Welt.* Die Kohärenz zwischen Erleben und strukturellem Grund, die Ordnung, die die den strukturellen Beständen entstammenden Aktualisierungen und die der Umwelt entnommenen Erfahrungen zusammenschließt, sind erhalten geblieben. Der Erlebnisbereich ist in seiner extremen Verarmung zwar völlig verändert, aber er ist gerade in der Einengung auf wenige Grundrichtungen, die die Umrisse des Wertgefüges wiedererkennen lassen, bemerkenswert regelhaft und übersichtlich geworden. Nicht nur die Inhalte depressiver Psychosen, die sich in grundsätzlicher Weise von den ungebunden wechselhaften schizophrenen Inhalten unterscheiden, sondern auch die sonstige Symptomatik verweisen auf den *konservativ-stabilisierenden Charakter der dynamischen Reduktion.*

Die *Stetigkeit des dynamischen Geschehens* und die davon abhängige Stabilität des psychotischen Erlebniswandels würden erwarten lassen, daß in depressiven Psychosen die einmal ausgeformten Inhalte von wahnhaftem Gewicht mit unerschütterlichem Nachdruck, überzeugter noch als die Inhalte in schizophrenen Psychosen, vertreten werden. Entgegen der weithin herrschenden und vornehmlich auf das besondere Erlebnisgewicht vieler Wahnwahrnehmungen gestützten Ansicht, den Inhalten schizophrener Kranker sei größere subjektive Gewißheit zuzusprechen, ist nach unserer Überzeugung der *schizophrene Wahn,* wenn man sich nur konsequent an seine floriden Formen hält und die bereits erstarrten oder halluzinatorisch konsolidierten Wahnbildungen ausschließt, im allgemeinen *wandlungsfähiger als depressive Wahninhalte.* Nur beschränkt und am wenigsten für die akuten, ausschließlich wahnhaften schizophrenen Psychosen gilt das von MÜLLER-SUUR aufgestellte und schon von G. HUBER angezweifelte Kriterium der absoluten schizophrenen Wahngewißheit.

## 3. Das Problem der Wahnremission unter dynamischen und strukturellen Aspekten

Versteht man unter *Wahn* den *Inbegriff abnormer, subjektiv verbindlicher inhaltlicher Bestände, die eine grundsätzliche, aus angelegter Persönlichkeit, erlebter Umwelt und Lebensschicksal allein nicht ableitbare Umgestaltung des Wertgefüges voraussetzen,* und begnügt sich mit der Bestimmung der fundierenden dynamischen Konstellation, ohne weiter nach ihrer Herkunft zu fragen, so ist die Beobachtung, daß Wahn, zumal der Wahn in cyclothymen Depressionen, sich wieder völlig *auflösen* kann, eher noch erstaunlicher als die Tatsache der Wahn*entstehung*. Es widerspricht jeder normalpsychologischen Erfahrung, daß Erlebnisse von außerordentlichem subjektiven Gewicht, die überdies, wie die Inhalte des Wahns, über lange Zeit das Erlebnisfeld ausschließlich beherrschen, wieder spurlos eliminiert werden. Mögen auch unter normalpsychologischen Bedingungen solche dynamisch bedeutungsvollen Inhalte wieder verlorengehen, verdrängt werden und nicht jederzeit wieder zugänglich sein, so bleiben doch, als überdauernde Nachwirkung der dynamischen Bewegung, eine besondere Prägung des Wertgefüges, neue Bereitschaften und Entwicklungsrichtungen, eine Verschiebung von Schwerpunkten, eine Umordnung von Wertzusammenhängen bestehen. Nichts von alledem findet sich nach dem Abklingen cyclothym depressiver Phasen, auf die sich unsere Überlegungen vorerst beschränken. Auch tiefste Erschütterung in differenzierter inhaltlicher Ausformung, fremd im Rückblick, ja unbegreiflich dem Wiedergenesenen, löst sich auf, als sei nichts gewesen, fugenlos setzen sich die Zusammenhänge des Lebens dort fort, wo sie unterbrochen worden waren. WEITBRECHT, der immerhin Ausnahmen kennt und schon in seiner Religionspsychopathologie (1948) auf sie hingewiesen hat, nennt es ein Rätsel, daß der Blick in die letzten Gründe der Existenz, vor denen die Krankheit den Schleier wegziehe, so selten fruchtbar und so Wesentliches so selten amalgamiert und als Wertgewinn aus der Phase gerettet wurde. Wenn BÜRGER-PRINZ (1950) die trotz Unterbrechung der Kontinuität reibungslose Wiedereinpassung in die Umwelt nach dem Abklingen der Phase und die Nachwirkungslosigkeit der psychotisch fundierten Erlebnisweisen zum Anlaß nimmt, ein virtuell erhaltenes Bezugssystem vorauszusetzen, das, in seinen Wirkungsmöglichkeiten durch die Schwere der Erkrankung lahmgelegt, sich mit der Besserung des Zustandes sofort wieder aktualisiere, so ist er von den hier vertretenen Auffassungen nicht weit entfernt.

Der Versuch, die *Eliminierung des Wahns* nach dem Abklingen cyclothymer Psychosen sowie, ihr gleichgeordnet, die Restitution des Wertgefüges in seiner präpsychotischen Gestalt und die Wiederaufnahme der biographischen Kontinuität in den zwar vorübergehend unterbrochenen, doch unverändert wiederhergestellten Sinnzusammenhängen, begreiflich zu machen, fordert die Berücksichtigung eines komplexen Bedingungszusammenhanges. Hält man sich zunächst an den *dynamischen* Aspekt, so gilt ganz allgemein für endogene Psychosen, daß die besonderen dynamischen Konstellationen, die hinter den Wahninhalten stehen, *nicht*, wie sonst dynamische Geschehnisse von eingreifender Wirksamkeit, vorwiegend im Erleben entstehen. Psychotische Dynamik wird gewissermaßen von außen, nämlich vom biologischen Untergrund her, in das Erlebnisfeld hineingetragen. Es handelt sich insofern um eine Dynamik ohne Erlebnisbezug, wie man in Anlehnung an Formulierungen von C. F. WENDT sagen könnte. Selbstverständlich wäre damit nur die *Richtung* gemeint, aus der der Einbruch psychotischer Dynamik wirkt, so wie man etwa auch von der krisenhaften dynamischen Bewegung in der Pubertät sagen könnte, es handele sich vorwiegend um eine Dynamik ohne Erlebnisbezug, d. h. um seelische Bewegung, die nicht durch irgendwelche Erlebnisse im Wertgefüge „freigesetzt" wird, sondern vom biologischen Untergrund her einbricht. Während aber Aussagen über die Richtung, aus der der puberale Umbruch angeregt wird, auch etwas über die Genese der dynamischen Störung aussagen, darf die Feststellung, die psychotische Dynamik sei ein Geschehen ohne Erlebnisbezug, nicht einseitig eine „Somatogenese" präjudizieren. Die Möglichkeit muß offengelassen werden, daß von Fall zu Fall die phänomenal erlebnisunabhängige psychotische Dynamik primär von besonderen seelischen Konstellationen angeregt worden sein könnte, auch wenn sie als etwas grundsätzlich Neues, ungerichtet und blind, aus „tieferen Schichten" wieder auftaucht.

Gilt das Gesagte grundsätzlich auch für die Verhältnisse in schizophrenen Psychosen, so liegt doch ein entscheidender Unterschied darin, daß sich das dynamische Geschehen in cyclothymen Depressionen bei seiner Einheitlichkeit und Beständigkeit gleichförmig und durchgängig im Erlebnisfeld durchsetzt, während in schizophrenen Psychosen eher die Möglichkeit zu einem Alternieren von psychotischer Dynamik und der in den Wertzusammenhängen des gesunden seelischen Lebens gebundenen Dynamik gegeben ist. Die Inhalte der Depressionen sind bei ihrer Abhängigkeit vom Wertgefüge, das in seinen Grundrichtungen die Thematik vorzeichnet, wesentlich geordneter und regelhafter als die Inhalte des schizophrenen Wahns; das Gesamt der in Depressionen verfügbaren inhaltlichen Bestände ist geschlossener und auch in seinem psychotischen Charakter einheitlicher. Die depressiven Wahninhalte sind weniger divergent von den Inhalten des gesunden seelischen Lebens, weniger „verrückt" und außer jeder Ordnung als die Inhalte der Schizophrenen, aber sie gehören in sich enger zusammen und sind in dieser Geschlossenheit durchgängiger von den alltäglichen Zusammenhängen abgesetzt, mit denen auch die bizarrsten schizophrenen Inhalte verschränkt zu sein pflegen. Diese allgemeine Regel gilt allerdings nur für solche Depressionen, in denen die dynamische Reduktion auch wirklich das Wertgefüge aktuell so verformt, daß Ansätze zu kritischer Korrektur unmöglich werden, und nicht mehr überwertige Sorgen und Befürchtungen, sondern eben Inhalte von wahnhaftem Gewicht das Erlebnisfeld beherrschen. Die Ausnahmen auf der Seite der schizophrenen Psychosen bestehen darin, daß auch hier gerade in stürmischen Episoden die wechselseitige Durchdringung von Wahn und überdauernden repräsentativen Beständen des gesunden Seelenlebens ausbleiben kann und nun wirklich auch das Ganze des psychotisch umgestalteten Erlebens sich beziehungslos von den normalpsychologischen Zusammenhängen abhebt. Je tiefer die Kluft zwischen dem psychotisch verformten und dem ursprünglichen Erlebnisfeld ist, *je weniger die psychotischen Inhalte mit den alltäglichen Erlebniszusammenhängen verzahnt sind, um so geringer ist die Gefahr ihrer Fixierung* und um so eher sind die Voraussetzungen für ihre völlige Eliminierung gegeben.

Wesentlich dürfte des weiteren sein, daß auch von seiten der *Dynamik* die Möglichkeit zu einer *völligen Restitution* des ursprünglichen Erlebnisfeldes, und das wieder heißt: zu einer Restitution des fundierenden Gefüges in seiner ursprünglichen Gestalt gegeben ist. Weit überwiegend wird nach cyclothymen Depressionen, viel seltener nach schizophrenen Psychosen die dynamische Ausgangskonstellation wieder erreicht. Selbst dort, wo Wahnrelikte zunächst zum Überdauern tendieren, werden im allgemeinen bei völliger Wiederherstellung der ursprünglichen Dynamik solche Reste doch zunehmend ausgeschieden. Die Dynamik des gesunden seelischen Lebens setzt sich im Rahmen ihrer individuellen Determinierung wieder durch. Im ausgeformten Wertgefüge, und wesentlich abhängig vom somit auch klinisch relevanten Grade seiner Strukturiertheit, liegt eine Bereitschaft zur Selbstbehauptung, zur Bewahrung einmal eingeschlagener Entwicklungsrichtungen, zur Wahrung eines inneren Gleichgewichts und zur Ausscheidung von Erlebnisspuren, die nicht befriedigend eingefügt sind. Auch Wahninhalte, die die Psychose überdauert hatten, können in der Restitution des ursprünglichen Wertgefüges, die zunächst hinter der Wiederherstellung der dynamischen Ausgangskonstellation zurückbleiben kann, als zunehmend beziehungslose Fremdkörper wieder ausgeschieden werden. Bezeichnenderweise muß am ehesten in organisch komplizierten aber gleichwohl „endogen" depressiven Verstimmungszuständen, in denen nach langhingezogenem Verlauf *die dynamische Ausgangskonstellation nicht mehr erreicht wird,* mit bleibenden Relikten, etwa einer hypochondrisch ausgestalteten morosen Verstimmung, gerechnet werden. Auch für manche der von LEMKE, WEITBRECHT u. a. beschriebenen Dysthymien mit einer Neigung zu chronischem Verlauf könnte die Berücksichtigung einer bleibenden dynamischen Niveausenkung nach dem Abklingen der eigentlichen Phase aufschlußreich sein. Eine derartige Niveausenkung – den „vitalen Knick" – beobachtet man nicht selten bei klimakterischen Frauen. Bei Männern findet man ihn, auch ohne schwerschwiegende cerebralsklerotische Veränderungen, bevorzugt im 6. Lebensjahrzehnt.

Das Überdauern von Wahnbildungen läßt in erster Linie nach den Bedingungen fragen, unter denen das *Wertgefüge* in der Psychose eine *bleibende Umgestaltung* erfährt. Nur dann kann nach Wiederherstellung der dynamischen Ausgangskonstellation oder selbst bei einer bleibenden Schädigung seelischer Dynamik ein Persistieren von Wahninhalten erwartet werden, wenn sich dem Wertgefüge entsprechende Bereitschaften eingeprägt haben. Anders als in den dynamisch wesentlich bewegteren schizophrenen Psychosen bietet das depressiv eingeengte und erstarrte, durch die dynamische Reduktion zusätzlich verfestigte Wertgefüge keine Ansatzpunkte für eine bleibende Umgestaltung, schließt sie allerdings, entsprechende vorgegebene Bereitschaften vorausgesetzt, nicht völlig aus. Wir erinnern uns beispielsweise zweier religiös bewegter, gemütsfähiger Patientinnen, die mit dem festen Entschluß, künftig in einem sozialen Beruf anderen Menschen zu dienen, aus einer schweren Schulddepression hervorgingen, und deren Leben seither eine andere Richtung bekommen hat. Der depressive Wahn formt sich nicht in der weltoffenen, entwicklungsträchtigen Auseinandersetzung, die den schizophrenen Wahn in seinen entscheidenden frühen Stadien auszeichnet, sondern in einer rückwärtsgewandten, extrem selbstbezogenen Einengung, die einer Fortentwicklung des überdauernden Gefüges in der den Wahn begründenden besonderen Richtung widerstrebt. Bedeutsamer als die stabilisierende Reduktion werden solche dynamischen Geschehnisse sein, die die im Wertgefüge verankerten Bereitschaften nicht lähmen, sondern aktivieren und so Entwicklungen anregen, die sich in erster Linie *aus dem Gefüge heraus vollziehen. Nicht die psychotisch erzwungene, sondern die psychotisch angeregte Umstrukturierung verspricht über das Abklingen der dynamischen Störung hinaus Bestand.* Insofern hat es auch seine Richtigkeit, daß stürmische Psychosen, „intensive" dynamische Einbrüche, die sich der strukturellen Bestände ohne Rücksicht auf vorgegebene Ordnungen bedienen und damit eine produktiv psychotische Fortentwicklung des Gefüges ausschließen, am ehesten spurlos abklingen werden – sofern nur die dynamische Ausgangskonstellation wiederhergestellt wird. Selbstverständlich können auch stürmische Psychosen zu deletären Defektzuständen führen. Die Darstellung der „schizophrenen Katastrophen" durch MAUZ macht deutlich, wie sehr es hier auf den *dynamischen* Defekt ankommt. Die Problematik der *Remission* endogener Psychosen ist im übrigen viel zu verwickelt, als daß das Gesagte mehr als das Grundsätzliche eines Lösungsversuches andeuten könnte.

# V. Die dynamische Expansion

## 1. Über Schwierigkeiten bei der Abgrenzung cyclothymer Manien

Gemessen an den Wahnbildungen der Depressiven sind vergleichbare Inhalte bei cyclothym Manischen so ungewöhnlich, daß die Analyse der dynamischen Konstellation in cyclothymen Manien weniger der Erläuterung manischer Wahnbildungen als einer negativen Aufgabe dienen kann: begreiflich zu machen, warum der cyclothym manische Wahn umstritten ist und dort, wo er behauptet wird, auch jeweils der Einwand nahe liegt, es handele sich um einen zwar manischen, jedoch *schizophren* manischen Wahn. ZEH, als einer der wenigen Autoren, die in neuerer Zeit wirklich Eigenes zur Psychopathologie der Manie zu sagen wußten, hat auf die „Schwächen des klinischen Maniebegriffes" hingewiesen und seinerseits die Grenze der cyclothymen Manie sehr weit gezogen, was ihm die Möglichkeit gab, nicht nur eine ganze Reihe manischer Syndrome, sondern auch die verschiedensten, weitgehend von der Ausgangspersönlichkeit und ihrem Erfahrungsbereich geprägten Gestaltungen manischen Wahns zu beschreiben. Über Gültigkeit oder Ungültigkeit der nosologischen Abgrenzung läßt sich hier am allerwenigsten streiten. Man tut gut daran, die Autoren ohne Widerspruch ihre nosologischen Überzeugungen verfechten zu lassen und sich im übrigen an das zu halten, was sie, gültig auch für den nosologischen Skeptiker, an psychopathologischen Einsichten zu bieten haben. Wenn wir selbst im klinischen Gebrauch, unverbindlich für andere, mit K. SCHNEIDER den Begriff der cyclothymen Manie eng fassen und, anders als ZEH, z. B. die nicht allzu seltenen „Altersmanien" kaum je den cyclothymen Psychosen zuordnen, so hindert uns das nicht, gerade in diesem Zusammenhang die von KLEIST und LEONHARD „zwischen" den beiden Formenkreisen beschriebenen psychopathologischen Typen besonders nützlich zu finden und die psychopathologischen Bemühungen von ZEH zu begrüßen. *Psychopathologisch* gesehen, halten wir es mit ZEH in der Tat für geboten, sich nicht auf die klassische Form der „heiteren" Manie zu beschränken, sondern gleichberechtigt neben den Anomalien der Stimmung auch solche des Antriebs zu berücksichtigen, was die Gegenüberstellung von Depression und Manie als zwei fundamentalen psychopathologischen Einheiten weit besser aufgehen läßt, als die einseitige Betonung der manischen Heiterkeit. Nur im Quantitativen, nicht im Qualitativen sieht ZEH die Unterschiede zwischen der Psychopathologie cyclothymer Depressionen und Manien, verlangt aber doch wohl zu viel, wenn er die Entsprechungen sogar in den Wahnthemen sucht und davon spricht, daß auch die manischen Psychosen, wenngleich mit „umgekehrten Vorzeichen", im Sinne von K. SCHNEIDER das Dasein aufdeckten. Wenn etwas Richtiges an der u. a. auch von WEITBRECHT beanstandeten Meinung sein sollte, die Manie sei das positive Umkehrbild der Depression, dann gilt diese Meinung gewiß nicht für die psychopathologischen Einzelheiten, sondern allein für das fundierende dynamische Geschehen. In der Polarität der dynamischen Störung liegt die Rechtfertigung für die im Rahmen der Einheitspsychose angewandte Unterscheidung von *Depression* und *Exaltation.* Wir berücksichtigen die Polarität des dynamischen Geschehens, indem wir der Reduktion die *dynamische Expansion* gegenüberstellen und damit die psychologische Grundlage jener Befindlichkeit kennzeichnen, die von L. BINSWANGER als „springende Daseinsweise", von E. STRAUS als „präsentische Bewegung" dargestellt worden ist.

## 2. Die Eigenart der dynamischen Expansion und ihre Beziehung zur Psychopathologie florider schizophrener Psychosen

Die manische Expansion ist gleichbedeutend einer dynamischen Überflutung, die dem Erleben und dem fundierenden Gefüge eine dem depressiven Insichsein entgegengesetzte einheitliche Richtung gibt. Während die depressive Reduktion die sonst unbegrenzten Möglichkeiten einer Aktualisierung inhaltlich verfügbarer struktureller Bestände auf die wenigen Grundrichtungen des Wertgefüges einengt, die für das aufs äußerste reduzierte Selbst noch bedeutsam sind, äußert sich der dynamische Überschuß im manischen *Außersichsein* in einer durchgehend gesteigerten Aktualisierungsbereitschaft. Besonders aufschlußreich sind leichte hypomanische Schwankungen, die gerade soviel an Impuls und emotionaler Farbigkeit in das Erleben hineintragen, daß die Aktualisierungen noch den besonderen Charakter des Wertgefüges bewahren, etwa jene leider so seltenen, auch unter objektiven Gesichtspunkten positiv zu wertenden Hypomanien, die geradezu schöpferisch anregen und für die Qual der depressiven Stagnation entschädigen können. Für solche leicht manisch Verstimmten, die noch beherrscht genug sind, um dem in manifesten manischen Psychosen unwiderstehlich zu persönlichkeitsfremden Entgleisungen drängenden Überschwang zu widerstehen, dürfte unmittelbarer als für alle anderen psychotischen Zustände gelten, was MAYER-GROSS die *Enthüllung des Charakters* durch die Psychose nannte. Hier handelt es sich nicht um die auch in Depressionen nachweisbaren, durch die Reduktion jedoch verschlüsselten und in der Vereinfachung verzerrten weitläufigeren Beziehungen, sondern um ein unmittelbares Hervortreten von Grundrichtungen des dynamisch aktivierten und in seinen Zusammenhängen noch unversehrten Wertgefüges. Der Vergleich mit einem leichten Angetrunkensein, das in ähnlicher Weise aktiviert, auflockert und aufdeckt, liegt nahe. Die in solchen Hypomanien auftauchenden Leitthemen sind jedenfalls ungleich reichhaltiger und geben damit, trotz der Verschiebung der Akzente in der besonderen Richtung der überwiegend gehobenen und selbstsicheren Verstimmung, den in gesunden Zeiten gültigen Weltentwurf angemessener wieder als die depressiven Themen. Es dürfte nicht zuletzt von der Festigkeit und der Geformtheit der individuellen Struktur abhängen, auf welcher Stufe der Expansion sich ein Übermaß an Bewegtheit blind durchzusetzen beginnt. Der manische Überschuß lockert das Gefüge auf, er aktualisiert überstürzt, wahllos und ohne Rücksicht auf bisher gültige Ordnungen. Die fortschreitende dynamische Expansion läßt die Inhalte unzusammenhängend und regellos werden. Sofern im Überschuß der Bewegung überhaupt noch thematische Vorzugsrichtungen kenntlich bleiben, scheinen sie weniger durch die Richtungen des Wertgefüges als durch die besondere Färbung der vom biologischen Untergrund her einbrechenden Dynamik bzw. durch die reaktive Transformation dieser Dynamik (etwa in Form aggressiver Gereiztheit bei Behinderung des manischen Entfaltungsdranges) vorgezeichnet zu sein. In der Regellosigkeit und Unberechenbarkeit der Inhalte Manischer liegt *eine* Parallele zu schizophrenen Wahnbildungen. *Wahn* wird man die sich überstürzenden und meist flüchtigen Einfälle in ausgeprägten manischen Psychosen allerdings nur selten ohne Widerstreben nennen. Schon GRIESINGER meinte von den „Tobsüchtigen", ihre „Wahnideen“ hätten gar keine Zeit, sich auszubreiten und zu befestigen.

Eine weitere Parallele, die sich freilich nur auf die akuten schizophrenen Psychosen, insbesondere den floriden Wahn, anwenden läßt, *liegt in der Wendung des manischen Kranken nach außen.* Der überschießenden Aktualisierung struktureller Bestände entspricht eine gesteigerte Reizoffenheit, die alles und jedes erlebniswirksam werden läßt. Abgesehen von den erwähnten Hypomanien, die dadurch, daß sie beherrscht und strukturell bewältigt werden, befruchten und bereichern können, bleibt der manische *Weltgewinn* jedoch äußerst fragwürdig. Das Verfallensein an die begegnende Welt, die Überflutung durch Reize, der hemmungslose Drang, sich zu entfalten, sich durchzusetzen und auszuleben, mindert die Qualität des Erlebens, die sich, selten genug in der dynamischen Expansion, nur dann behauptet, wenn das Begegnende noch in den Ordnungen des Wertgefüges bewältigt werden kann. In vollentwickelten manischen Psychosen lösen sich mit den Ordnungen des Wertgefüges die strukturellen Schranken auf, die das Erleben sonst abschirmen gegen die Überfülle möglicher Eindrücke und auswählend darüber entscheiden, was beachtet werden und was gelten soll. Ähnlich den Verhältnissen in floriden schizophrenen Psychosen *entzügelt die Expansion den impressiven Modus des Wahrnehmens.*

Ein *Gemeinsames* hält gleichwohl Reduktion und Expansion zusammen und begründet auf höherer Ebene die Zusammengehörigkeit depressiver und manischer Bilder: die *Einheitlichkeit des dynamischen Geschehens.* Die durchgehende Bewegtheit manischer Psychosen, die überschießende, oberflächlich-regellose Aktualisierung der Inhalte, das Ausgeliefertsein an ein Überangebot zufälliger Eindrücke in der impressiven Entzügelung sind gewiß der regelhaften Erstarrung und Einengung in depressiven Psychosen entgegengesetzt. Die Kontinuität des Impulsüberflusses, die Stetigkeit und Gleichsinnigkeit der Störung erlauben jedoch trotz ihres dissolutiven Charakters immer noch ein Gleichgewicht zwischen überstürzt aktualisierten strukturellen Beständen und ebenso regellos andrängenden Eindrücken, hier auf dem Niveau einer durchgehenden Ausweitung, Auflockerung und Entzügelung des gleichwohl in sich einheitlichen, kontinuierlich bewegten Erlebens. Die *Grenze zum Schizophrenen* liegt nahe. Sie ist erreicht, wenn mit einer Störung des labilen Gleichgewichtes das von außen Kommende, das Anmutende die Oberhand gewinnt und sich als unheimlich-bedrohliche Übermacht zusammenschließt. Hier ist der Übergang unscharf. Der Übergang aus der depressiven Reduktion in einen Beeinträchtigungswahn dagegen setzt eine durchgreifende Umstrukturierung voraus. Wir sprachen bei den eigenen Beobachtungen (III, 3) mit gutem Grund von einem „Umkippen“ der Symptomatik.

## 3. Zur Remission manischer Psychosen

Bei den Meinungsverschiedenheiten, die speziell bei der nosologischen Einordnung manischer Psychosen bestehen, müssen sich die Erörterungen über manische Wahnbildungen, über ihr Beharren oder ihre Wiederauflösung, konsequent an die soeben beschriebene Grundkonstellation halten, die eben nicht nur durch die cyclothyme Manie repräsentiert wird und nosologisch eher noch vieldeutiger ist als die dynamische Reduktion. Nachdem die *Remission* von Wahnbildungen, die in der dynamischen Expansion entstanden sind, grundsätzlich den gleichen Voraussetzungen unterworfen ist wie der bereits eingehend besprochene depressive Wahn, genügen wenige

Hinweise, um das Gesagte zu ergänzen und auf den gesamten Bereich des *thymopathischen Wahns* auszudehnen.

Die Wiederauflösung depressiver Wahnbildungen nach Wiederherstellung der dynamischen Ausgangskonstellation entspricht durchaus den Erwartungen, die sich aus der Berücksichtigung der psychopathologischen Eigenart der Reduktion ergeben. Ausnahmen von der Regel, daß Psychosen des manisch-depressiven Formenkreises früher oder später ohne Rest auszuheilen pflegen, wären auch ohne bleibende dynamische Schädigung am ehesten bei *manischen* Psychosen zu erwarten. In der manischen Expansion, die noch im Wertgefüge abgefangen wird und nicht sinnblind entgleist, müßten, entsprechend den vorgegebenen Bedingungen des Gefüges und entsprechend seinen Bereitschaften, bleibende Umordnungen möglich sein, die in der Einengung und Erstarrung der depressiven Reduktion von vornherein ein Hindernis finden. Auf solche Weise entstandene Wahnbildungen wären zudem, ähnlich manchen schizophrenen Wahninhalten, durch ihre Verschränkung mit dem Bereich alltäglicher Erfahrung besser vor der ausscheidenden Korrektur geschützt als der vom aktuellen Erleben weitgehend losgelöste und damit enger an die psychotische Konstellation gebundene depressive Wahn. Bisher fehlen noch die Voraussetzungen, um derartige Annahmen, die sich ausschließlich auf psychopathologische Überlegungen stützen, zu verifizieren. Untersuchungen an einem ungewöhnlich großen Krankengut wären erforderlich, um nicht nur die seltenen Wahnbildungen in manischen Psychosen von weder überzeugend organischem noch schizophrenem Charakter in hinreichender Zahl aufzufinden, sondern auch festzustellen, in welcher Häufigkeit sie im Vergleich mit den ganz und gar alltäglichen Wahnbildungen der Depressiven vorkommen. Der Hinweis Weitbrechts (1954), er habe viele Kranke gesehen, „welche die endogene Depression zu einer kritischen existentiell tiefen bleibenden Wandlung führte", von entsprechenden Manien in 20 Jahren nur eine einzige überzeugende kennengelernt, scheint die Vermutung, daß noch am ehesten in manischen Psychosen eine überdauernde Umstrukturierung zu erwarten wäre, zu widerlegen. Wann aber sieht man einmal unter einem Heer von Depressionen eine Manie, die im Sinne K. Schneiders als stilrein cyclothym gelten dürfte? Überdies könnte man gerade von der cyclothymen Heiterkeit sagen, sie sei eher harmonisierend als revolutionierend. Sobald man sich an die Manie schlechthin hält, werden nicht nur die Beobachtungen, absolut genommen, wesentlich häufiger, sondern doch wohl häufiger auch die Fälle, in denen die „Phase" zu einer bleibenden Umorientierung führt.

Inwieweit bei solchen Umorientierungen und bei wahnhaften Relikten nach manischen Psychosen eine *bleibende Veränderung im dynamischen Bereich* angenommen werden muß, bleibe dahingestellt. Schon bei den bipolaren Verläufen des „manisch-depressiven Irreseins" scheinen nach der Rückbildung der dynamischen Expansion gelegentlich Verschiebungen des dynamischen Gleichgewichtes und irreversible Einbußen zurückzubleiben, die sich in durchgehender Enthemmung und Entdifferenzierung, in poltriger Distanzlosigkeit, leerer Geschäftigkeit, querulatorischer Gereiztheit, euphorischer Selbstüberschätzung und Bedenkenlosigkeit oder ähnlichen Dauerhaltungen sowie den entsprechenden inhaltlichen Ungereimtheiten bis zu höchst abwegigen und beharrlich festgehaltenen Überzeugungen ausdrücken. Erst recht sieht man solche bleibenden dynamischen Verschiebungen bei ausschließlich manischen Verläufen. Den mit den Rückbildungsjahren und später erstmalig einsetzenden und durch manche Eigenheiten, nicht zuletzt die Neigung zu chronischem Verlauf, vom cyclothymen Typus abweichenden unipolaren Depressionen entsprechen, bezogen auf das zahlenmäßige Mißverhältnis zwischen den beiden thymopathischen Grundformen, eher zahlreiche manische Psychosen des höheren Alters, die dem cyclothymen Typus zwar nahestehen, bei einer Tendenz zu bleibender Vergröberung und Enthemmung aber doch nicht mit ihm übereinstimmen. Erinnert sei an die Diskussionen, die zu Anfang des Jahrhunderts über die „chronische Manie" geführt wurden, und an die „progressive manische Konstitution" (NITSCHE). Meinungsverschiedenheiten darüber, ob es sich bei einem maniformen Bild um eine atypische cyclothyme Phase oder eine schizophrene Episode bei phasischer Verstimmung, um eine durch angelegte Eigenheiten der dynamischen Sphäre vorbereitete Temperamentsverschiebung im höheren Lebensalter oder eine organisch fundierte Umstimmung, z. B. nach chronischem Alkoholismus, handele, sind psychopathologisch unfruchtbar. Nicht einmal die serologische Diagnose einer progressiven Paralyse und, allgemein gesprochen, komplizierende organische Demenz sollten davon abhalten, depressive, maniforme, schizophrene Syndrome bei körperlich begründbaren Psychosen gemäß ihrer psychischen Eigenbestimmtheit zu untersuchen. Wir erinnern in diesem Zusammenhang an die Bemerkungen über die engen psychopathologischen Beziehungen, die zwischen endogenen und körperlich begründbaren Psychosen bestehen können (III, 1).

# VI. Dynamische Bewegung als produktives Prinzip

## 1. Der Wahn in der Sicht der deskriptiven Psychopathologie

Was als dynamische Expansion des Wertgefüges und damit als charakteristisch für die Psychopathologie manischer Psychosen beschrieben wurde, konnte in manchem die Analyse des *schizophrenen Wahns* vorbereiten. Bei der engen Verflechtung der Wahnphänomene mit andersartiger schizophrener Symptomatik empfiehlt sich vorerst eine Beschränkung auf den floriden Wahn im Rahmen solcher Psychosen, die als isolierte paranoide Episoden oder als frühe paranoide Stadien einer Prozeßschizophrenie das Phänomen in hinreichend reiner Form der Untersuchung zugänglich machen. Die herkömmliche Symptomanalyse derartiger Psychosen, die als ordnendes Werkzeug unverändert wertvoll bleibt, unterscheidet zwischen der *Wahnstimmung* und den in sie eingebetteten *Wahnwahrnehmungen* und den *Wahneinfällen*. Hier knüpfen wir an, ohne daß es unsere Absicht sein kann, die verschlungenen Fäden der in umfassenden Übersichten von SCHNIZER, G. SCHMIDT, H. STECK, H. EY, G. HUBER, H. KRANZ dargestellten Wahnproblematik aufzunehmen.

Als *Wahnstimmung* beschreibt man die bald ängstlich-unheimlich, bald euphorisch gefärbte innere Erregtheit, die seltsam schwebende und aufgelockerte emotionale Befindlichkeit, die sich regelmäßig, wenn auch selten kontinuierlich, in floriden paranoiden Psychosen nachweisen läßt. Zwischen Wahnstimmung und Wahninhalt scheinen enge Beziehungen zu bestehen. Es gelingt beispielsweise nur dann, durch thymoplegische Medikamente die Inhalte (und die Evidenz) des floriden Wahns aufzulösen, wenn auch die Wahnstimmung beseitigt werden kann (JANZARIK, 1956). Wie die Beziehungen im einzelnen beschaffen sind, ist ungeklärt. So gibt es zweifellos einzelne Kranke, die mit Sicherheit zu berichten wissen, daß sie zuerst von einer inhaltlich gänzlich unbestimmten, aufwühlenden, unheimlichen inneren Bewegtheit erfaßt waren, ehe irgendwelche Wahnbedeutungen aufschossen. Andere wieder – und sie sind eher in der Mehrzahl – glauben versichern zu können, daß Angst, Ergriffenheit, Unheimlichkeit, oder wie sie sonst ihre emotionale Befindlichkeit schildern, erst durch entsprechende Beobachtungen provoziert wurden, was aber auch nicht viel sagt: Manchen Kranken wird die eigene Wahnstimmung überhaupt erst nach ihrer inhaltlichen Konkretisierung und durch die Fragen eines Untersuchers erfahrbar. Es bleibt unklar, was zuerst „da" war, ja, es fragt sich, ob die Erkundigung nach dem, was das Primäre sei, Wahnstimmung oder Wahninhalt, überhaupt sinnvoll ist. Daß sich die Inhalte nicht aus der besonderen Richtung der Wahnstimmung ableiten lassen, hat K. SCHNEIDER ausdrücklich betont. Die „typische" Wahnstimmung ist ungerichtet, sie bleibt in der Schwebe, sie oszilliert, sie schillert nach vielen Richtungen.

Für die deskriptive Wahnforschung steht seit langem die *Wahnwahrnehmung* im Mittelpunkt des Interesses, derart, daß ein Überblick über die Entwicklung des Begriffes seit JASPERS geradezu als Leitfaden für eine Ideengeschichte der neueren Psychopathologie dienen könnte. Man ist nicht an eine besondere Sicht der Problemzusammenhänge gebunden, wenn man mit JASPERS und K. SCHNEIDER von Wahnwahrnehmungen, mit GRUHLE von Beziehungsetzung ohne Anlaß spricht. Man kann den Begriff Wahnwahrnehmung terminologisch unschwer überspringen wie etwa ZUTT, der in einer jüngst erschienenen Studie im „Angeblicktwerden" einen wichtigen Teilbereich schizophrener Wahnerfahrung herausgreift. Unberührt von der Divergenz der Betrachtungsweisen und ihren begrifflichen Mitteln bleibt der psychopathologische Tatbestand: daß schizophrene Wahnkranke in einer eigentümlichen, *Wahn-Sinn* erschließenden Weise von einem Gegenüber (gelegentlich auch nur von einem erinnerten Gegenüber) angerührt werden, wobei das Begegnende überwiegend als unheimlich, zudringlich, bedrohlich, übermächtig in den vielfältigen Erscheinungsformen einer Beeinträchtigung erlebt wird.

Soweit die deskriptive Wahnforschung zu ganzheitlichen Entwürfen vorgedrungen ist, geschah es in vornehmlich auf die Wahnwahrnehmung gerichteten Untersuchungen (MATUSSEK, CALLIERI, PAULEIKHOFF, JANZARIK, KISKER u. a.). Besondere Beachtung fanden die Untersuchungen MATUSSEKS durch die programmatische Abkehr von elementenpsychologischen Reminiszenzen und die Anwendung eines konsequent gestaltpsychologischen Ansatzes in der von CONRAD gewiesenen Richtung. Als bleibende Errungenschaft gilt seither die Feststellung, daß das gesteigerte und erweiterte Hervortreten gewisser Wesenseigenschaften und die Auflockerung des normalen Wahrnehmungszusammenhanges wichtige Vorbedingungen für das Entstehen von Wahnwahrnehmungen darstellen. Die Grenzen des von METZGER übernommenen gestaltpsychologischen Ansatzes, nämlich die „Einengung der Betrachtung auf den Wahrnehmungsbereich unter Ausklammerung der Emotionalität" (RICHTER) wurden wenig später mit dem Erscheinen einer Studie von HÄFNER über Wahrnehmungs- und Bedeutungsstrukturen und ihre Beziehungen zur emotionalen Einstellung deutlich. „Ausdruckseigenschaften", so formuliert HÄFNER seine Kritik, „sind emotionale Gehalte und können nicht von der Emotionalität abgetrennt und ihr vorgeordnet werden." Ganz abgesehen von der Vernachlässigung des Emotionalen scheint uns der gestaltpsychologische Ansatz zu eng zu sein, um das *Ganze* des Wahns, aus dem sich die Wahnwahrnehmungen und die sie bedingenden Veränderungen der Wahrnehmungswelt nur mit Zwang herauslösen lassen, zu fassen. Ihrer Herkunft entsprechend ist die Gestaltpsychologie für die Bearbeitung wahrnehmungspsychologischer Probleme hervorragend geeignet. Im erweiterten Gebrauch des handlichen Werkzeuges liegt jedoch die Gefahr, daß das seelische Ganze unter Preisgabe seiner Geschichtlichkeit nach dem Bilde der Wahrnehmung umgemodelt und vordergründig vereinfacht wird.

Die vergleichsweise geringe Beachtung, die der *Wahneinfall* seit der Prägung des Begriffes durch K. Schneider gefunden hat, erklärt sich aus seiner diagnostischen Unverbindlichkeit, aus den Schwierigkeiten, Kriterien aufzufinden, durch die er von ungewöhnlichen Inhalten des nicht psychotischen Seelenlebens unterschieden werden könnte. Die von Pauleikhoff unternommenen Versuche, in der anlaßlosen subjektiven Gewißheit oder (1957 b), unter Berufung auf N. Hartmann, im „Betroffensein und Erfaßtsein der Kranken und in dem Hervortreten der Wahnrealität aus der Gesamtsituation und dem veränderten Zusammenhang der Wahnrealität mit anderen situativen Gegebenheiten" solche Kriterien anzugeben, bleiben hinter der Mahnung K. Schneiders (1938) zurück, in der Psychose stets eine Gesamtveränderung und auch im psychotischen Menschen einen in sich ausgeglichenen Mikrokosmos zu sehen. Die Schwierigkeit, die unentbehrlichen Beziehungen zum Ganzen befriedigend zu bestimmen, muß dafür verantwortlich gemacht werden, daß gerade der Wahneinfall ein isoliertes, uncharakteristisches *Symptom* geblieben ist. Die Wahnwahrnehmung läßt sich, als Ergebnis einer Veränderung der Wahrnehmungswelt verstanden, einem größeren Zusammenhang und über ihn, wenn auch mit manchen Unebenheiten und Sprüngen, dem seelischen Ganzen einfügen. Der Wahneinfall kann nur als Funktion des Ganzen adäquat erfaßt werden, was bisher nicht gelungen ist. Er steht der *am* Begegnenden erlebten und damit wesentlich auch vom Begegnenden her determinierten Wahnerfahrung gegenüber als eine unmittelbare Aktualisierung inhaltlich verfügbarer Bestände, die wohl gelegentlich („wahrnehmungsgebundene Wahneinfälle" i. S. von K. Schneider) vom Begegnenden angeregt wird, im übrigen aber ausschließlich aus Bedingungen erfolgt, die im grenzenlosen Innen des seelischen Raumes liegen.

## 2. Die dynamische Expansion im Vorfeld des schizophrenen Wahns

Wenden wir die an den Psychosen des thymopathischen Formenkreises erprobte ganzheitliche Betrachtungsweise auf den deskriptiv gewonnenen psychopathologischen Tatbestand an und folgen auch im Umkreis schizophrener Symptomatik der These, daß in den endogenen Psychosen primär die seelische Dynamik tangiert wird, so kann es sich selbstverständlich nicht darum handeln, die Symptomatik des schizophrenen Wahns aus der Wahnstimmung abzuleiten. Schizophrene Psychosen sind wesentlich komplizierter in ihrem Aufbau als die Psychosen des thymopathischen Formenkreises. Dynamische Grundkonstellationen, die auch hier vermutet werden dürfen, sind, wenn sie sich überhaupt auffinden lassen sollten, zunächst verborgen. Eine sorgfältige Symptomanalyse, die den Transformationen des von der Psychose erfaßten seelischen Ganzen folgt, ist unerläßlich, ehe überhaupt der Versuch gemacht werden kann, phänomenal Verschiedenartiges unter dem gemeinsamen Nenner eines einheitlichen dynamischen Geschehens zusammenzufassen. Bezeichnenderweise sind die unmittelbar zugänglichen Tatbestände, die wir als dynamische Reduktion und

Expansion beschrieben haben, schon oftmals völlig sinnentsprechend, wenn auch mit anderen Worten, dargestellt worden, während immer neue Versuche, in analogen Formulierungen das Wesen schizophrener Psychosen zu erfassen, zu keiner Übereinstimmung, ja nicht einmal zu der Einsicht geführt haben, daß *eine* Formel hier niemals ausreichen kann.

Die psychopathologische Eigenart manischer Bilder hatte bereits den Vergleich mit manchen akuten paranoiden Psychosen nahegelegt. Wir benützen die bestehenden Parallelen, wenn wir auf der Suche nach dynamischen Grundkonstellationen in schizophrenen Psychosen die Phänomene des floriden Wahns zunächst noch soweit wie möglich im Rahmen der Expansion untersuchen, wobei eine Erweiterung dieses Rahmens auf psychotische Bewegtheit und dynamischen Überschuß auch dann, wenn sie nicht mehr im selben Maße gleichförmig und gleichgerichtet sind wie die reine Expansion, sondern mehr in Form intermittierender Störungen hereinbrechen, vorläufig in Kauf genommen werden muß. Gerade das Versagen der bisherigen Betrachtungsweise jenseits einer psychopathologischen Übergangszone könnte einen Hinweis auf das Neue und Besondere an den schizophrenen Wahnerlebnissen geben. Wiederholungen, die bei der inneren Verwandtschaft von „Tobsucht" und „Wahnsinn" unvermeidlich sind, können um so eher verantwortet werden, als die bisherigen Ausführungen über die dynamische Expansion auf das Notwendigste beschränkt worden waren.

Im Beginn florider Wahnpsychosen, wie ihn etwa das Beispiel MATUSSEKS (1952) wiedergibt, kann man gelegentlich noch vor den ersten Bedeutungserlebnissen eine eigentümliche innere Bewegtheit der Kranken beobachten, Aufgeschlossenheit, Reagibilität, Einfallsreichtum, Feinfühligkeit, Spürsinn in einem Ausmaß, wie es der Ausgangspersönlichkeit nicht zuzutrauen gewesen wäre. Sofern sich dieses Bewegtsein und Ergriffensein wenigstens vorübergehend stabilisiert und sich nicht zu einem Verzücktsein verzerrt, überschießend, bizarr, chaotisch wird, kann das psychopathologische Bild völlig der manischen Befindlichkeit gleichen. Die impressive Entzügelung des Wahrnehmens, die Reizoffenheit, das Überflutetwerden von Eindrücken sind zugleich wichtige, wenn auch noch nicht zureichende Vorbedingungen für die Entstehung von Wahnwahrnehmungen. In der Expansion wächst den Kranken die Fähigkeit zu, sich aus den eingefahrenen Bahnen eines von Zwecken bestimmten Umgangs mit Menschen und Dingen zu befreien, sich von emotional bedeutsamen Gehalten ansprechen zu lassen, Ausdruck, Anmutung, Wesen und intuitiv Zusammenhänge zu erleben, die nicht im Sachlichen liegen, sondern durch die Verwandtschaft begründet werden, die die erlebten emotionalen Gehalte besitzen.

Der wahrnehmend erfahrenen *Ausweitung des Erlebnisraumes* und seiner vom impressiven Modus des Wahrnehmens gesteuerten eigentümlichen Profilierung entspricht, vom Wertgefüge her gesehen, eine *gesteigerte Aktualisierungsbereitschaft* struktureller Bestände. Es genügt, daran zu erinnern, daß die Aktualisierung den individuell geprägten Wertzusammenhängen folgt, solange der dynamische Überschuß vom Wertgefüge noch abgefangen werden kann, während ein Übermaß an psychotischer Dynamik das Gefüge auflockert und schließlich nur noch die Aktualisierung von Bruchstücken des damit wirkungslos gewordenen Ganzen erlaubt.

Mit Rücksicht auf die spezielle Problematik des schizophrenen Wahns ist ausdrücklich noch ein dritter Aspekt der dynamischen Expansion zu berücksichtigen, der selbstverständlich auch für die Psychopathologie manischer Psychosen gilt, bei ihrer

Besprechung aber zunächst nur angedeutet zu werden brauchte: Psychotisches Erleben ist wie jedes Erleben vom *Begegnenden* und vom *Wertgefüge* her determiniert; im Erleben wirken die am Begegnenden erlebten Anmutungen und die aktualisierten strukturellen Bestände ineinander. Die Grundrichtung seelischer Entwicklung, die allerdings auch unter normalpsychologischen Bedingungen durch Phasen krisenhafter Unstetigkeit gestört wird, geht im allgemeinen dahin, daß das aktuelle Erleben zunehmend vom Wertgefüge abhängig wird, während das Begegnende an Wirkungskraft verliert. Die sachlich nüchterne Grundhaltung des Erwachsenen läßt Menschen und Dinge nicht zu nahe kommen, sie wählt aus, sie legt die Entscheidung über die *Zulässigkeit* einer vom Begegnenden angeregten Aktualisierung seelischer Dynamik nach *innen* und behauptet sich auch gegen Eindrücke stärkster Eindringlichkeit. Auf der Ebene des Wahrnehmens entspricht dem ein Überwiegen des *repräsentativen* Modus, der das Begegnende nach seinem Stellenwert im Wertgefüge auswählt und erfaßt, gegenüber dem *impressiven* Modus als einem Ergriffensein von dynamisch unmittelbar relevanten Gehalten. Mit dem Einbrechen psychotischer Bewegung verschiebt sich der Schwerpunkt des Erlebens: Der gesteigerten Aktualisierung aus Beständen des Wertgefüges, d. h. dem strukturell fundierten Erleben, tritt gleichwertig zur Seite das impressive Ergriffensein von den Anmutungsgehalten der begegnenden Welt. Diese Verschiebung der Grundlagen des Erlebens nach außen, die mit der Expansion voranschreitet, kann vorübergehend zu einem *Gleichgewichtszustand im Rahmen einer ungewöhnlichen Erlebnisfülle* führen, die gleichrangig aus den zur Aktualisierung drängenden strukturellen Beständen und einer Überfülle von Eindrücken gespeist wird. Es ist jene Stufe dynamischer Expansion, auf der eine gesteigerte Kohärenz zwischen Welt und innerem Raum möglich (entwicklungspsychologisch gesehen: wieder möglich) wird. Die Anmutungen wirken tiefer als sonst in das Wertgefüge hinein und aktualisieren strukturelle Bestände von verwandter dynamischer Prägung, beliebige Anregungen provozieren eine Fülle von Einfällen, Bezüge zwischen innerem Raum und begegnender Welt werden erlebt, die nur über dynamische Zusammenhänge erfahrbar sind. Der Vergleich mit bestimmten Ausprägungen der künstlerischen Lebensform, die eben auch vorwiegend dynamisch orientiert ist, liegt nahe. „Die in oft kunstvoller, neu geschöpfter Sprache geformten oder sich auch in bildnerischen Gestaltungen ausdrückenden Empfindungen und Gedanken zeigen uns dasselbe Ringen, das den gesunden Denker, Dichter, Maler heimsucht, der einen ihm durch Stimmung, Wahrnehmung, Einfall zugeflossenen Stoff in neue Ausdrucksformen zu gießen sucht" (Kolle, 1957). Weiteres Voranschreiten der dynamischen Expansion löst mit der Lockerung und aktuellen Auflösung des strukturellen Erlebnishintergrundes auch die Erlebniszusammenhänge auf und überantwortet den Kranken der Willkür der auf ihn einstürzenden Eindrücke und der aus den Fragmenten des Wertgefüges sich aktualisierenden Einfälle.

## 3. Zur Kritik der Insuffizienzhypothese

Die dynamische Expansion findet sich in reiner Form in manischen Psychosen. Wenn sie ähnlich, und gerade im intermittierenden Aufflammen besonders profiliert, im Vorfeld florider Wahnpsychosen auftritt, wird sie den Kranken selten für längere Zeit zuteil. Sie kann hier wie dort das Auftreten gewisser Anmutungserlebnisse verständlich machen, die den „primären Wahnwahrnehmungen" im Sinne Matusseks nahestehen. Der schizophrene Wahn läßt sich aus den Auswirkungen der Expansion allein nicht ableiten. Gleichwohl verdient die durch den dynamischen Überschuß geschaffene psychopathologische Konstellation besondere Beachtung, was hier um so mehr hervorgehoben werden muß, als sonst im Rahmen dynamistischer Konzeptionen die Neigung besteht, einseitig das *dynamische Versagen* zu betonen. Erinnert sei an P. JANET, der von einem „abaissement du niveau mental", einer „faiblesse de la tension psychologique" spricht, an BERZE und H. EY. EY sieht generell in den Psychosen und „Psychoneurosen" die Auswirkung eines „déficit énergétique". Er überwindet, ähnlich wie schon BERZE bei seinen Schizophreniestudien, die Schwierigkeiten, die sich zwangsläufig aus der Beschränkung auf eine von Stufe zu Stufe des Abbaues voranschreitende energetische Insuffizienz ergeben, dadurch, daß er dem negativen Aspekt der Psychose als positiv eine *Freisetzung* bisher beherrschter und unterdrückter Funktionen auf im hierarchischen Aufbau des Seelischen vorgezeichneten Abbaustufen gegenüberstellt: „Toute régression n'est pas seulement une faiblesse, comme dit JANET, mais elle est encore une *libération des forces inférieures*, qui ont elles-mêmes leur histoire." Durch die Gedanken H. EYS scheint auch CONRAD zu dem schon erwähnten Versuch angeregt worden zu sein, die schizophrenen Verlaufstypen und die ihnen entsprechenden Syndrome als verschiedene Stufen eines Potentialabbaues zu begreifen. Die Inkongruenzen zwischen dem theoretischen Entwurf und der klinischen Erfahrung, die überall dort hervortreten *müssen*, wo das dynamische Geschehen *eindimensional* gefaßt wird, sind bei CONRAD besonders deutlich, weil seine Kasuistik in jeder Weise vorbildlich und gewissermaßen unbestechlich dargestellt ist. CONRADS Kasuistik zwingt u. E. zur Preisgabe der Insuffizienzhypothese, ganz abgesehen davon, daß die klinische Erfahrung dahin geht, daß gerade die stürmischen Psychosen, die bis zur Phase der „Apokalyptik" im Sinne CONRADS voranschreiten, am ehesten Aussicht haben, folgenlos abzuklingen und *nicht*, wie das von CONRAD mitgeteilte Schema aussagt, zum schwersten (bleibenden) Potentialverlust prädestinieren. GRUHLE meinte bei der Auseinandersetzung mit BERZE (1929), daß manche Symptome selbst dann nicht aus einem „Hypo" erklärt werden könnten, wenn man die *Sub*aktivität als Anlaß ansehe, andere Energien zu entbinden. Wenn GRUHLE fortfährt: vieles Schizophrene sei nicht auf einem Defekt, einem Unvermögen, sondern auf einem Anderssein fundiert, dann verzichtet er freilich auf eine positive Kritik, die durch die von ihm selbst gewählte Unterscheidung von „Hyperphasen" und „Hypophasen" in schizophrenen Verläufen (1922) vorbereitet gewesen wäre. Gerade bei der *Freisetzung angelegter Verhaltens- und Erlebnisweisen* scheinen solche Hyperphasen eine entscheidende Rolle zu spielen. Psychosen, die wirklich „entfesseln" können, sind allerdings selbst dann, wenn man die impressive Entzügelung des Wahrnehmens einbezieht, relativ selten. Einer biologischen Interpretation der Psychopathologie endogener Psychosen und der Gültigkeit des von PLOOG (1958 b) verfochtenen Satzes „... das Hervortreten spezifischer Handelnsbereitschaften macht das Wesen der endogenen Psychosen aus" sind enge Grenzen gezogen.

Ein gewichtiges Argument gegen einen *Dynamismus im negativen Sinne*, der in der Freisetzung von Kräften ein sekundäres Geschehen auf vertieftem energetischen Niveau sieht, würde der Frage entspringen, woher eigentlich die Kräfte kommen, die durch die energetische Einbuße „freigesetzt" werden. Seelische Dynamik ist unteilbar und nicht quantenhaft an wohlgeordnete Funktionen gebunden und mit ihrer Desintegration freisetzbar. Wenn es auch möglich bleiben muß, mit abkürzenden und vereinfachenden Formulierungen, wie wir sie selbst benützt haben, davon zu sprechen, daß seelische Dynamik strukturell „gebunden" wird, daß sie „verfügbar" bleibt und entsprechend ihren Determinierungen „aktualisiert" wird, so nur unter der Voraussetzung, daß nicht materiell konservierte Kräfte, sondern *Bereitschaften* darunter verstanden werden, die aktuell nur soweit wirksam werden können, wie das verfügbare energetische Potential reicht. Es ist keine Frage, daß normalpsychologisch eine Freisetzung dynamischer Bereitschaften als Ausdruck der „Schwäche" etwas ganz Alltägliches ist, daß der Anschein des Überschwangs sogar überwiegend einen *Mangel an Gerichtetheit* und nicht ein Übermaß an Kraft anzeigt. Dennoch gibt es eine derartige Freisetzung nur dort, wo noch Kräfte da sind, um die Bereitschaften zu aktualisieren – wenn schon die Einbuße an Kontinuität und Zentrierung diese Kräfte untauglich werden läßt, das Ganze zu beherrschen, zusammenzuhalten und stetig zu lenken. In der dynamischen Entleerung werden auch die dynamischen Bereitschaften wirkungslos. Nicht in dynamisch durchgehend verarmten Schizophrenien, sondern dort, wo trotz der Unstetigkeit des dynamischen Geschehens immer noch Bewegung möglich ist, und ganz besonders *in Abhängigkeit von dynamischen Einbrüchen,* kann man die Freisetzung der Bereitschaften am besten studieren. Die schizophrenen Defektzustände, in denen die dynamische Entleerung am stärksten ausgeprägt ist, sind besonders symptomarm und am ähnlichsten den organischen Demenzen.

## 4. Dynamische Bewegung als produktives Geschehen

Wenn wir selbst den „Hyperphasen", dem *dynamischen Überschuß* in schizophrenen Verläufen außerordentliche Bedeutung für die Symptomgestaltung zumessen, so ist unüblich lediglich die Ausdehnung dieser bei beginnenden Psychosen in ähnlicher Form längst angewandten Betrachtungsweise auf den *Gesamtverlauf* schizophrener Prozesse. Jaspers hat bei der pathographischen Analyse von Psychose und Werk Hölderlins und van Goghs in einer dem Gegenstand angepaßten bildhaften Sprache Einsichten formuliert, die gewiß nicht für die Masse der Kranken gelten, aber dafür idealtypisch mit um so größerer Prägnanz wiedergeben, was von uns gemeint ist. „Es scheint, als ob sich in diesen Kranken eine metaphysische Tiefe offenbare." – „Nicht selten wird berichtet, wie im Beginn der Erkrankung die Menschen so erschütternd auf dem Klavier spielten, daß die Hörenden so etwas nie erlebt zu haben sich bewußt sind. Künstlerische Leistungen in Dichtung und Malerei treten auf, fast immer letzthin belanglos, aber doch für den Suchenden ein Zeichen jener tiefen Erregung. Die Lebensführung wird leidenschaftlicher, unbedingter, gesteigerter im Affekt, hemmungsloser und natürlicher, aber zugleich unberechenbarer, dämonisch." – „Es ist, als ob die Seele aufgelockert würde, in der Zeit der Auflockerung jene Tiefe zeige, dann mit der Vollendung der Auflockerung versteinert, chaotisch, zerfallen sei." Besonders bemerkenswert ist schließlich die von Jaspers gewonnene Erkenntnis, daß die beschriebene psychotische Konstellation nur solange schöpferische Leistungen begünstigen kann, als eine Disziplinierung der leidenschaftlichen Bewegtheit der Seele gelingt. Für Hölderlin wie für van Gogh gilt für die Zeit nach dem ersten akuten Ausbruch der Psychose, daß das Schaffen zunächst noch fortdauert, „wenig beeinträchtigt, zum Teil noch ganz Neues bringend. Während dieser ganzen Zeit besteht eine starke Spannung zwischen dem vehementen Erleben und der disziplinierenden Formung. Eine gewaltige Anstrengung ringt den langsam zunehmenden Kräften der Auflösung das Äußerste ab."

Psychotische Bewegung, darauf kommt es uns entscheidend an, läßt sich nicht nur, mit äußerster Anstrengung beherrscht und geformt, im Vorfeld und in frühen Verlaufsstadien schizophrener Psychosen nachweisen, sondern auch noch in späten Verläufen, soweit das Bild noch wandlungsfähig, *„produktiv"* ist oder wieder produktiv wird und nicht ein Endzustand völliger dynamischer Entleerung erreicht wurde. Gewiß ist es nicht mehr die differenzierte Bewegung des Beginns, jenes echte Ergriffensein, das gelegentlich selbst über die Psychose alltäglicher Menschen den Glanz des Außerordentlichen breitet, ist doch bei wiederholten Rückfällen oder in progredienten Verläufen die Ausgangsbasis, auf der erneute Bewegung einsetzt, zumeist eine grundsätzlich andere geworden: Verändert hat sich die dynamische Ausgangskonstellation, verändert hat sich der strukturelle Hintergrund des Erlebens. Scheut man sich nicht vor bildhaften Vergleichen, die dort naheliegen, wo äußerst komplizierte und nur teilweise überschaubare Zusammenhänge in ihrem wesentlichen Gehalt erfaßt werden müssen – Vergleiche, die legitim bleiben, solange das Bild den Weg des Forschens erhellt und nicht schon als Ergebnis den Forschenden beruhigt – so könnte man sagen: der Ton sei anders geworden, weil nicht allein die *Spannung* der Saite *nachgelassen* hat, sondern auch der *Resonanzkörper verformt* worden ist. So kräftig auch die Saite angerissen wird: der Ton wird falsch klingen und um so greller und mißtönender sein, je kräftiger die Saite schwingt. Im Sinne dieses Bildes gilt uns die Bewegtheit des dynamischen Grundes als das produktive Geschehen im Gesamtverlauf schizophrener Psychosen, das gemäß den im dynamischen Ausgangsniveau und im fortschreitend umstrukturierten Wertgefüge gelegenen Bedingungen und je nach seiner Stoßkraft in immer anderen Tönungen und Ausgestaltungen des psychopathologischen Bildes seinen Ausdruck findet.

# VII. Die dynamische Unstetigkeit

## 1. Dynamische Unstetigkeit und Wahnstimmung

Bei Besprechung der dynamischen Konstellation in manischen Psychosen war darauf hingewiesen worden, daß in der Expansion trotz des dissolutiven Charakters des dynamischen Überschusses immer noch ein Gleichgewicht zwischen den beiden Grundlagen des Erlebens erhalten bleibt, die formelhaft als *innerer Raum* und als *Welt* gekennzeichnet und einander gegenübergestellt werden können. Die impressive Überflutung findet ein Gegengewicht in der überstürzten Aktualisierung struktureller Bestände. Auf der Ebene eines Erlebens, das ohne den Hintergrund des Wertgefüges keine Tiefendimension besitzt, ist es freilich das labile Gleichgewicht ungeordnet sich durchkreuzender Eindrücke und Einfälle, zwischen denen die Grenzen von Welt und innerem Raum zunehmend verloren gehen. Im Übergang aus der reinen Expansion, der klinisch selten, aber gerade psychopathologisch besonders aufschlußreich ist, scheint mit einem *Unstetigwerden* des bis dahin bei aller Bewegung einheitlichen und gleichgerichteten dynamischen Geschehens eine Störung dieses Gleichgewichts einzutreten und das Begegnende übermächtig zu werden. Die *Wahnstimmung* ist Ausdruck der dynamischen Unstetigkeit und des damit einhergehenden Gleichgewichtsverlustes.

Phänomenal entspricht der dynamischen Unstetigkeit die extreme Unbestimmtheit, Vieldeutigkeit, Widersprüchlichkeit und Labilität der Emotionen und Intentionen, die jähe Übersteigerung beglückter oder unheimlicher Stimmung in Verzückung, in Angst und Grauen und die nicht weniger befremdliche Indolenz, die trotz allen Aufgewühltseins, etwa bei einem Weltuntergangswahn, im plötzlichen Ermatten der emotionalen Bewegung sichtbar wird. Wahnstimmung gibt es nicht als Kontinuum. Das Wesen der Wahnstimmung ist Diskontinuität, Fluktuation, Gegenläufigkeit der emotionalen Regungen, es ist zugleich Überschwang und Erschöpfung.

Eine Schwierigkeit liegt darin, daß die Unstetigkeit als wahnkonstitutive Grundkonstellation gleichzeitig eine Berücksichtigung der *dynamischen Ausgangslage* fordert. Die *Diskontinuität* im Flusse der seelischen Bewegung, sei es das plötzliche Einschießen, Abbrechen oder Erlahmen von Antrieb und Intentionen, der unberechenbare Wechsel des Fühlens zwischen Überschwang und farbloser Einförmigkeit oder was sonst sich an Störungen der Einheitlichkeit des Erlebnisfeldes und seiner Kräfte beschreiben läßt, kann nicht unabhängig von *quantitativen* Gesichtspunkten untersucht werden. Ein Unstetigwerden, das als intermittierendes Erlahmen des Überschwangs auf dem hohen Ausgangsniveau dynamischer Expansion in jähen Schwankungen ein durchschnittliches Niveau berührt, ist etwas anderes als die Unstetigkeit, die aus dynamischen Einbrüchen auf der Ebene fortgeschrittener Entleerung und Einförmigkeit resultiert. Der Versuch, die Genese des floriden schizophrenen Wahns in ihrer Abhängigkeit von der dynamischen Unstetigkeit zu untersuchen, darf sich somit nicht allein an die *Verlaufsgestalt* der Dynamik halten, sondern muß auch quantitative Besonderheiten, und das heißt gerade in akuten paranoiden Psychosen den *dynamischen Überschuß* beachten.

Die Schwierigkeiten, die sich beim Übergang vom thymopathischen zum schizophrenen Formenkreis daraus ergeben, daß die dynamische Konstellation komplex wird und den Charakter der reinen Expansion verliert, deuteten sich bereits an, als wir das Vorfeld des schizophrenen Wahns noch im Rahmen der dynamischen Expansion untersuchten. In diesem vieldeutigen Zwischenbereich kann zwar noch nicht von Unstetigkeit gesprochen werden, und doch ist die Einheitlichkeit der Bewegung bereits gestört. Das Ergreifende, Aufwühlende der Befindlichkeit, die Jaspers schildert, ist etwas Neues gegenüber der Befindlichkeit in der reinen manischen Expansion. Wesentlich dürfte sein, daß in solchen Fällen die Expansion nicht mehr als Kontinuum abläuft, sondern daß intermittierend ein höheres dynamisches Niveau erreicht wird, ohne daß schon die Bewegung im einzelnen unstetig würde. Das Besondere scheint ein *Kontrasterlebnis* zu sein, wie es in der gleichförmigen, nivellierenden Bewegtheit der manischen Expansion nicht möglich wäre. Erst im Kontrast zur Alltäglichkeit kann die unerhörte seelische Bewegtheit, die im Sprung zu einem höheren dynamischen Niveau erreicht wird, als „Tiefe" erfahren werden.

## 2. Das Versagen des strukturellen Erlebnishintergrundes

Entgegen dem in der deskriptiven Psychopathologie üblichen Vorgehen werden im folgenden an erster Stelle nicht die im Erlebnisfeld abgrenzbaren Wahnphänomene, sondern ihr *struktureller Hintergrund* berücksichtigt. Als Verfallensein an die Übermacht der Anmutung, als Abhängigwerden dessen, der den Halt im eigenen Wertgefüge verloren hat, finden wir wieder, was von Kulenkampff und Zutt mit einer einprägsamen Metapher als *Standverlust* charakterisiert worden ist. Wenn auch der Wahnkranke günstigenfalls noch in den gleichen Zusammenhängen, vor dem Hintergrund der gleichen Erfahrungen und Ziele lebt, von denen er bisher bestimmt worden war, so ist doch das aus den Beständen des Wertgefüges aktualisierte und die biographische Kontinuität im Alltäglichen fortsetzende Erleben vordergründig und farblos geworden, es hat kein Gewicht mehr gegenüber den unvorbereitet in die Erlebniszusammenhänge einbrechenden Anmutungen und manchen ebenso unvermittelt auftauchenden, eindrucksstarken Aktualisierungen. Die Auseinandersetzung zweier „Erlebniswelten" im floriden Wahn, von der wir an anderer Stelle (1955) gesprochen hatten, erweist sich als Auseinandersetzung zwischen den nur unzureichend aktualisierbaren, zunehmend bedeutungslosen Beständen des Wertgefüges und den Anmutungen und isolierten Aktualisierungen, die als jähe Störungen von großer Durchsetzungsfähigkeit in die Kontinuität des Alltäglichen einbrechen. Die herkömmliche Wahnpsychopathologie hat ganz überwiegend nur die unmittelbar zugänglichen Wahnphänomene beachtet und das oft zitierte Wort GRUHLES, das Wesen der Wahnidee liege nicht in ihr selbst, kaum als Mahnung verstanden, auch die andere Seite zu untersuchen: Ohne das Versagen des strukturellen Erlebnishintergrundes mit den Ordnungen und Maßstäben, die sonst das Begegnende bewältigen helfen, ohne das Erlahmen der Wertgerichtetheiten, die dem Erleben Richtung und Kontinuität über die unmittelbare Gegenwart hinaus geben, wäre Wahn nicht denkbar. Gegenüber einem intakten Wertgefüge würden sich jene Widerfahrnisse, die den floriden Wahn ausmachen, auch bei noch so großem Erlebnisgewicht nicht durchsetzen können. „Die Beziehungssetzung ohne Motiv macht allein noch keinen Wahn. Erst dadurch, daß die Person, von den neuen Zusammenhängen betroffen, ein neues, ein ver-rücktes Dasein führt, erst dadurch schließt sich der Beziehungsübersinn ... zum Beziehungswahnsinn" (G. SCHMIDT, 1950). GRUHLE formulierte 1951: „Der Wahn ist eine Beziehungsetzung (Deutung) ohne Anlaß. Der Wahn ist ein unmittelbarer Einfall ohne Anlaß. Die Wahnstimmung ist eine Stimmung ohne Anlaß." „Er ist ein organisch cerebrales, nicht ableitbares, nicht einfühlbares Symptom." GRUHLES Grundposition – man vergleiche die wohldurchdachte Kritik bei H. KUNZ (1941) – ist schon oft beanstandet worden. Über den späten Thesen, die Widerspruch geradezu erzwingen, sollte man nicht vergessen, wie überzeugend GRUHLE (1932) die schizophren veränderte Gesamtpersönlichkeit darzustellen wußte und wie sehr er den *gesichtspunktmäßigen* Charakter der Unterscheidung von veränderten seelischen Funktionen betonte. „... von vornherein ergreift der schizophrene Krankheitsprozeß mehr oder weniger die gesamte Persönlichkeit und jene fünf Grundsymptome sind nur gesichtspunktmäßig, nicht real zu sondern." Daß GRUHLE in diesem Zusammenhang besonderen Nachdruck auf eine *Wertsystemerschütterung* gelegt hat, ist kaum beachtet worden.

## 3. Die Rolle von Anmutung und Aktualisierung im Erscheinungswandel der Wahnwahrnehmung

Aus der Unbewegtheit und Enge unwesentlich gewordener alltäglicher Erlebniszusammenhänge heben sich die Wahnphänomene mit besonderer Eindringlichkeit heraus. Was davon im einzelnen als *Wahnwahrnehmung* und *Wahneinfall* beschrieben wird, läßt sich in einer *Übergangsreihe* zwischen zwei Polen anordnen: Auf dem einen Flügel handelt es sich um *reine Anmutungserlebnisse,* die keine bestimmten Bedeutungen, sondern nur den Eindruck des Anziehenden, Fesselnden, Ergreifenden, des Seltsamen, Künstlichen, Verstellten, Unheimlichen, Bedrohlichen und auf jeden Fall Außerordentlichen vermitteln. Auf dem anderen Flügel stehen *Aktualisierungen,* die unabhängig von Wahrnehmungen in den Erlebniszusammenhang eintreten und dabei oft nicht weniger eindringlich, beunruhigend, subjektiv gewiß und objektiv seltsam sind als die wahnhaften Anmutungserlebnisse. Zwischen beiden Polen finden sich die durch Wahrnehmungen angeregten, die an Wahrnehmungen gebundenen Wahneinfälle und die distinkten, im Sinne von K. SCHNEIDER „zweigliedrigen" Wahnwahrnehmungen. Der floride schizophrene Wahn gründet auf der nach beiden Richtungen hin wirkenden Bewegung: hier der impressiven Entzügelung und dort der gesteigerten Aktualisierungsbereitschaft. Im Rahmen distinkter Wahnwahrnehmungen, die insofern „zweigliedrig", wenn auch erlebnismäßig etwas Einheitliches sind, werden die Aktualisierungen in den begegnenden Anmutungen bestätigt und gewinnen die Anmutungen in den Aktualisierungen besondere Bedeutung.

Bei der Ordnung der äußerst vielgestaltigen Wahnwahrnehmungen kann die Bestimmung des jeweiligen Gewichtes von Anmutung und Aktualisierung behilflich sein. Während in floriden Wahnpsychosen die Überwältigung durch das Anmutende im Vordergrund steht, werden in chronischen Verläufen die hier ohnedies seltenen Wahnwahrnehmungen überwiegend von vorgegebenen Wahnzusammenhängen bestimmt, die sich mehr zufällig an Wahrnehmungsgegebenheiten von geringer Eindrucksstärke anlehnen. Ganz allgemein scheint sich der Wahn mit zunehmender Erstarrung aus der Begegnung mit der Welt in den inneren Raum zurückzuziehen. Statt der reinen Anmutungserlebnisse und statt der Wahnwahrnehmungen, in denen sich Anmutung und Aktualisierung ineinanderfügen, schieben sich die am anderen Flügel der beschriebenen Übergangsreihe stehenden Wahneinfälle in den Vordergrund. Gerade auch bei dem Versuch, verständliche Zusammenhänge im Wahn aufzudecken, verdient die Herkunft der manifesten Wahninhalte Beachtung. Dort, wo die Aktualisierungen, die „Inflation" aus dem „Unbewußten" (C. G. JUNG) im Vordergrund stehen, wird man zweckmäßigerweise vom Wertgefüge und seinen sich bevorzugt aktualisierenden Schwerpunkten, Spannungen und Bruchstellen ausgehen, während man sich beim Dominieren wahnhafter Anmutungserlebnisse mit STORCH, CONRAD, MATUSSEK vom „Wesen" des Begegnenden leiten lassen wird.

Von den *Aktualisierungen* her gesehen können die Beziehungen zu den sie bestätigenden Wahrnehmungsgegebenheiten trotz ihrer „Unsinnigkeit" durchgehend überschaubar sein; sie sind rational im allgemeinen zugänglicher, als die an den Anmutungen erlebten Bedeutungen. Wenn ein Kranker, der sich mit Todesgedanken trägt, die *Erd*nüsse, die zuhause auf dem Tisch liegen, als Zeichen dafür erlebt, daß er unter die *Erde* solle, dann wird dieser gewiß merkwürdige Zusammenhang doch durchsichtig, sobald man von vorgegebenen Bereitschaften, hier der mühsam beherrschten Befürchtung, sterben zu müssen, ausgeht, die bereits durch einen geringfügigen Anlaß aktualisiert werden. Ähnliche Einfälle, durch ähnlich unzureichende Anlässe aktualisiert, sind im unkontrollierten Spiel der Gedanken für die Selbstreflexion eines Beobachters, der sich nicht den Blick mit dem Vorurteil verstellt, im wohlaufgeräumten eigenen Seelenleben sei dergleichen ausgeschlossen, etwas durchaus Alltägliches. Das Abnorme an derartigen Wahnwahrnehmungen ist, daß Aktualisierungen in ähnlich unzureichenden Anlässen ihre *zweifelfreie Bestätigung* finden. Richtet man, wie es für Wahnwahrnehmungen dieser Art gefordert worden war, die Analyse in erster Linie auf die Aktualisierung, so wird man feststellen können, daß hier bereits das ganze Gewicht der wahnhaften Überzeugtheit liegt. Die aktualisierenden und zugleich bestätigenden Anlässe sind weitgehend zufällig gegenüber den Bereitschaften, die zur Aktualisierung drängten. Voraussetzung dafür, daß sich das Gewicht der Aktualisierung dem als Bestätigung erlebten Anlaß mitteilt, ist, daß er als Wahrnehmungsgegebenheit der begegnenden Welt zugehört und damit die Dignität des „Objektiven“ besitzt. Sofern nur die Aktualisierung entsprechendes Gewicht hat, können die entlegensten Beziehungen, etwa ein sinnleerer sprachlicher Gleichklang, genügen, um die „objektive“ Bestätigung zu sichern. Grundvoraussetzung bleibt selbstverständlich, daß die Beeinträchtigung des strukturellen Erlebnishintergrundes Wahnerfahrungen solcher und anderer Art überhaupt „hochkommen“ läßt.

Von den wahnhaften *Anmutungserlebnissen* her gesehen, richten sich die Bedeutungen in erster Linie nach den Möglichkeiten, die in der Vieldeutigkeit impressiver Wahrnehmungserlebnisse enthalten sind. Wenn eine bestimmte Krankenpflegerin, ohne daß bisher ähnliche Befürchtungen als thematischer Rahmen für weitere Wahnerfahrungen aufgetaucht wären, als verkleideter Russe verkannt wird, wird man tunlichst vor allem anderen prüfen, welche Anmutungsgegebenheiten, insbesondere welche physiognomischen Qualitäten diese Deutung nahegelegt haben könnten. Grundsätzlich sind immer beide Quellen des Wahns zu berücksichtigen: Die Anmutungserlebnisse mit den von ihnen provozierten Deutungen, und die Aktualisierungen mit den sie anregenden, ergänzenden und bestätigenden Eindrücken. Während die aus dem inneren Raum aktualisierten Wahneinfälle und die ihnen nahestehenden Aktualisierungen aus weitgehend zufälligem Anlaß inhaltlich unendlich variabel sind, bevorzugen die vorwiegend auf Anmutungserlebnissen beruhenden Wahnwahrnehmungen solche Erfahrungen, die dem impressiven Wahrnehmungsmodus entgegenkommen, wobei sich die Deutungen an die Richtung halten, die im impressiv erlebten Gehalt des Wahrgenommenen vorgezeichnet, wenn auch im einzelnen noch völlig unbestimmt ist. Nicht von ungefähr lehnen sich Bedeutungserlebnisse dieser Art immer wieder an das Lebendig-Physiognomische und an sonst dynamisch relevante Erfahrungen an: an den Gesichtsausdruck, den Blick, die Stimme, an Gesten, Bewegungen, an ausdruckstarke Naturphänomene, an bestimmte Geräusche, an Gerüche, an „aufgeregt hastende“ Menschen und Fahrzeuge. Bemerkenswert ist, daß zu einer gleichartigen Veränderung der Wahrnehmungswelt auch die Entzügelung des impressiven Wahrnehmungsmodus durch bestimmte Pharmaka führen kann, worüber man sich im Allgemeinen Teil der Pharmakopsychologie von DE BOOR orientieren mag. Bei allen hier angedeuteten Möglichkeiten, in das Verständnis der Wahnphänomene einzudringen, dürfen andererseits die Grenzen des Wahnverständnisses nicht überdehnt werden. In manchen Fällen scheinen Wahnzusammenhänge gewissermaßen blindlings aufzutauchen und ihre Evidenz ausschließlich daraus zu beziehen, daß die unstetig auflebende psychotische Bewegung Aktualisierungen und zufällig vorhandene Wahrnehmungsgegebenheiten als bedeutsam, und damit als in einem höheren Sinne zusammengehörig, aus dem Alltäglichen heraushebt. Völlig willkürlich dürften solche Wahnevidenzen allerdings selten genug auftauchen. Berücksichtigt man die *emotionalen* Zusammenhänge, dann „passen“ eben die Wahnbedeutungen, ähnlich den Vergleichen, mit denen die Kraft dichterischer Sprache eine höhere Wirklichkeit erschließt, oftmals sehr genau zu den Anmutungen, nach dem Beispiel jenes schizophrenen Mädchens, das an einem klaren Vorfrühlingsmorgen staunend die strahlende Sonne sah und in dem übernatürlichen Leuchten die Bestätigung dafür fand, daß der geliebte Mann seine Neigung erwidern werde.

## 4. Das Übermächtigwerden des Begegnenden und die Auseinandersetzung zwischen Wahn und Alltäglichkeit

Neben dem Versagen des strukturellen Erlebnishintergrundes und den Auswirkungen der dynamischen Unstetigkeit auf die Aktualisierung struktureller Bestände und das impressive Angesprochenwerden von der begegnenden Welt, ist endlich die *Verschiebung des Gleichgewichts* zwischen innerem Raum und Welt zu berücksichtigen mit ihrem Ergebnis: dem Übermächtigwerden des Begegnenden und dem Verfallen des Kranken an diese Übermacht. Die dynamische Unstetigkeit scheint auf den ersten Blick kaum geeignet zu sein, hier das Begegnende übermächtig werden und dort das strukturell fundierte Erleben verkümmern zu lassen: Sie erfaßt das von Anmutung und Aktualisierung getragene Erleben gleichsinnig und führt nicht etwa dazu, daß das Anmutungshafte gesteigert hervortritt, während auf der anderen Seite die Aktualisierungen durchgehend verarmen. Hier führt die Überlegung weiter, daß die *Erlebniskontinuität* nicht im Begegnenden, sondern in den Wertzusammenhängen gründet. Anders als in der reinen Expansion, die im Voranschreiten in überstürzten und wahllosen Aktualisierungen alle Zusammenhänge auflöst, bleibt trotz aller Störungen in floriden Wahnpsychosen (die eben nur solange ihren paranoiden Charakter bewahren, als Zusammenhänge noch möglich sind) der strukturelle Hintergrund erhalten. Was die dynamische Unstetigkeit davon erlebniswirksam bleiben läßt, sind allerdings nicht mehr die beharrenden, übergeordneten Gerichtetheiten des Gefüges, die durch die immer wieder einbrechenden dynamischen Störungen unterbrochen und abgelenkt werden, sondern der relativ stabile Rahmen des alltäglichen, eingeschliffenen Gewohnheiten folgenden Erlebens.

Aus der von den alltäglichen Zusammenhängen getragenen Erlebniskontinuität, die durch die dynamische Unstetigkeit noch am wenigsten beeinträchtigt wird, heben sich die unstetig sich aufdrängenden Anmutungen und die spontanen oder von außen angeregten Aktualisierungen durch das Gewicht, das sie der psychotischen Bewegung verdanken, kontrastierend heraus. Sie unterbrechen als Fremdkörper die bisherigen Zusammenhänge ohne sich, zumindest in floriden Psychosen, ihrerseits schon zu in sich geschlossenen neuen Erlebniszusammenhängen zusammenzufügen. Das Ergebnis dynamischer Unstetigkeit ist jene „Auseinandersetzung“, auf die wir bei früherer Gelegenheit (1955) hingewiesen haben und die von Kisker mit den Mitteln der Lewinschen Topologie näher untersucht worden ist. Den Erlebniszusammenhängen, die die biographische Kontinuität fortsetzen und die trotz fortschreitender Entmächtigung immer noch als Bezugssystem für das alltäglich Begegnende und als Widerstand für den aufkommenden Wahn erhalten bleiben, treten die Anmutungserlebnisse und Aktualisierungen als bruchstückhafte erste Umrisse einer neu sich konstituierenden Wahnwelt gegenüber.

Selbst wenn die wahnhaften Anmutungen den Kranken nicht von vornherein an die begegnende Welt fesseln würden, müßte das *in den bisherigen Erlebniszusammenhängen nicht vorbereitete überwältigende Gewicht* der Wahnerlebnisse zu einer

Gleichgewichtsstörung führen, bei der einer alltäglich-vordergründigen und zunehmend bedeutungslosen Erlebniskontinuität die wahnhaften Anmutungen und die mit ihnen verknüpften Aktualisierungen als eine befremdlich *von außen* wirkende neue Welt gegenübertreten. Man wird annehmen dürfen, daß mit diesem Abhängigwerden, das den Kranken auf eine äußere Übermacht richtet, aufs engste die Beeinträchtigungsinhalte zusammenhängen, die weitaus an erster Stelle die schizophrene Wahnthematik bestimmen (H. KRANZ, PAULEIKHOFF). Es wäre denkbar, daß die Beeinträchtigungsinhalte der Schizophrenen in einem noch elementareren, nämlich *biologischen* Sinne, einer „Urangst" entspringen, als das für die depressiven Urängste im Sinne von K. SCHNEIDER gilt: Die Entfesselung des impressiven Wahrnehmungsmodus könnte als Regression auf eine Stufe der Umweltkohärenz gedeutet werden, auf der die Bedrohungen, denen das menschliche Lebewesen in einer urtümlichen, biologischen Umwelt ausgesetzt war, noch „vorrepräsentativ", unmittelbar und mit stärkster Akzentuierung als immer gegenwärtige Gefährdung erlebt wurden. Die *Inadäquatheit* im Verhalten Schizophrener, beispielsweise die unangemessene Reaktion des Entsetzens, wurde von MEINERTZ damit erklärt, daß unabhängig von einer auslösenden Situation krankhafterweise als Aktion auftauche, was sonst nur als Reaktion möglich sei. Dem könnte entgegengehalten werden, daß sich möglicherweise nur dem impressiv verzerrten Wahrnehmen in akuten Psychosen „Signale" der Bedrohung erschließen, die für den repräsentativen Modus des Wahrnehmens längst nichtssagend geworden sind.

Bemerkenswerterweise bleibt in späteren Verläufen die *Richtung nach außen,* die Bedrohung durch eine äußere Übermacht auch dann bestehen, wenn der in bewegten paranoiden Psychosen anfänglich mögliche Weltgewinn längst verlorengegangen ist und die Scheinwelt des Wahns ohne engere Berührung mit dem Begegnenden ganz überwiegend aus den entordneten strukturellen Beständen gestaltet wird. Neben den Bedeutungs- und Beziehungserlebnissen des floriden Wahns dürften generell die Erfahrungen des schizophrenen Kranken, soweit sie, z. B. als Hypnoseerlebnisse und sonstige Erfahrungen des Gelenkt- und Überwachtwerdens, als subjektiv erlebte Denkstörungen, als körperliche Beeinflussungserlebnisse einen *Einbruch in die Integrität des Erlebnisfeldes* widerspiegeln, den als Auswirkung dynamischer Unstetigkeit beschriebenen Gleichgewichtsverlust voraussetzen. Wir halten es für unerläßlich, den „Beziehungswahn (Eigenbeziehung), das abnorme Bedeutungserleben besonders im thematischen Rahmen des Verfolgungswahns sowie die sog. ‚Ichstörungen' in ihrer inneren Zusammengehörigkeit" zu untersuchen, teilen allerdings nicht die Meinung KULENKAMPFFS (1956), den wir soeben zitierten, daß sich die hier zu vermutenden Zusammenhänge allein der anthropologischen Betrachtungsweise erschlössen.

Wir können uns mit diesem kurzen Hinweis auf Phänomenzusammenhänge im Stadium der dynamischen Unstetigkeit um so eher begnügen, als die Schilderung der „apophänen Phase" durch CONRAD inexplizit bereits eine Analyse des Gesamtbereiches schizophrener Erfahrung auf dem Boden der dynamischen Unstetigkeit enthält. Besonderes Interesse verdient in diesem Zusammenhang die Bemerkung CONRADS, mit der Wirkungsrichtung von den Beständen der Welt hin auf das Ich sei eine gegenläufige Wirkungsrichtung vom Ich hin auf die Gegenstände der Welt gekoppelt. Es überwiege nur die eine Wirkrichtung so stark, daß die andere kaum in Erscheinung trete. „Nur in besonderen Fällen tritt mitunter – wo das Ich nicht angekränkelt, sondern in seinem vollen ‚Gewicht' erlebt wird – die gegenläufige Wirkrichtung schon im Beginn der Psychose deutlich hervor." Man könne fragen, meint Kisker (unveröffentlichtes Manuskript), „ob die schizophrene Ichüberwältigung und Weltbemächtigung die *Verzerrung einer polaren Gerichtetheit des seelischen Seins* überhaupt, eine *Entzügelung der menschlichen Grundhaltungen des Pathischen und des Aktivischen* darstelle." Nach eigenen Erfahrungen setzt in endogenen Psychosen die „aktivische Grundhaltung" und, ihr gleichgeordnet, die Fähigkeit, das (in der Ausdrucksweise Conrads) noch nicht angekränkelte Ich in seinem vollen Gewicht zu erleben, ein hohes dynamisches Niveau voraus, eine Konstellation, die am ehesten in expansiv-ekstatischen Psychosen verwirklicht wird. Die schizophrene Weltbemächtigung ist in ausgesprochener Form selten. Viel häufiger begegnet man der weltabgewandten Phantastik des grundsätzlich anders beschaffenen defektuösen Größenwahns.

## 5. Übergänge zwischen Expansion, Reduktion und dynamischer Unstetigkeit

Von den konkreten Krankheitsverläufen her gesehen, wird beim Übergang aus der manischen Expansion in die Unstetigkeit des schizophrenen Wahns die wahnkonstitutive Auseinandersetzung dadurch erreicht, daß sich mit dem Unstetigwerden der inneren Bewegung die expansiv aufgelösten Erlebniszusammenhänge bruchstückhaft wieder zusammenschließen. Mit dem Wirksamwerden von Verfestigungen als *Widerständen* im Flusse der Expansion wird, wenn auch meist nur in regellosen Andeutungen, die den floriden Wahn begründende Auseinandersetzung möglich. Vom Klinischen her gesehen, handelt es sich darum, daß in zunächst stilreinen manischen Bildern an vereinzelten „Bruchstellen" Beeinträchtigungsinhalte auftauchen, die sich gegenüber der expansiven Bewegung im allgemeinen nicht durchsetzen können und einer Systematisierung widerstehen. Die Umgestaltung rein manischer in typisch paranoid-schizophrene Bilder dürfte sehr selten zu beobachten sein. Häufiger sind Übergänge zu kataton-ekstatischen Psychosen, die als schizophren imponieren, sobald auf dem Niveau dynamischer Übersteigerung mit einsetzender Unstetigkeit die Einheitlichkeit des Bewegungs- und Ausdrucksstils zerbricht oder paranoide Begleitsymptomatik auftaucht. Vorzügliche Beispiele von dynamisch äußerst bewegten Psychosen aus diesem Zwischenbereich finden sich in den von Mayer-Gross mitgeteilten Selbstschilderungen oneiroider Verwirrtheit. Die Wandlung schizophrener in rein manische Bilder, die eine Vereinheitlichung der Bewegung auf hohem dynamischen Niveau voraussetzen würde, scheint so gut wie nie vorzukommen. Übergänge in umgekehrter Richtung wären, psychopathologisch gesehen, durch die dynamische Expansion vorbereitet. Ihre Seltenheit entspricht der Seltenheit überzeugend manischer Psychosen. Wieder etwas anderes ist das vergleichsweise häufig zu beobachtende pseudomanische Vorstadium schizophrener Psychosen mit intermittierender Expansion, die sich bei näherem Zusehen eben doch deutlich von der ungebrochenen manischen Bewegung unterscheidet.

Eine wesentlich größere Rolle spielen die aus der *depressiven Reduktion* zum schizophrenen Wahn führenden Übergänge. Bei der Häufigkeit depressiver Psychosen sind solche Übergänge in größerer Zahl zu erwarten, wenn auch dagegen steht, daß die depressive Reduktion dem Einbruch der Unstetigkeit wesentlich größeren Widerstand entgegensetzt als die manische Expansion. Aus der reinen Reduktion, die in cyclothymen Depressionen, wie auch gelegentlich bei einem depressiven Trema (CONRAD) im Beginn schizophrener Verläufe das Erleben von allem Begegnenden absperrt und auf Aktualisierungen beschränkt, die einem aufs äußerste eingeengten Wertgefüge entstammen, ist die vieldeutig-schwebende Befindlichkeit des floriden Wahns mit der Wendung des Erlebens nach außen nur über eine radikale, in dieser entschiedenen Form selten verwirklichte Umgestaltung erreichbar. In der Regel wird das Auftauchen schizophrener Wahnsymptomatik in depressiven Psychosen durch Angst vorbereitet, die in solchen Fällen der depressiven Reduktion entgegenwirkt und zu einer eigentümlichen Auflockerung des Erlebens führt. Die *Angstthymopathie* (LÓPEZ IBOR) steht insofern psychopathologisch den schizophrenen Psychosen näher als die cyclothyme Depression im engeren Sinn. Die Bewegung der Angst, die sich der depressiven Reduktion auflagert, trägt in die dynamische Konstellation ein expansives Moment hinein. Üblicherweise bleibt diese besondere depressive Bewegtheit, die das zuvor nach innen gerichtete und aufs äußerste eingeengte Erleben erfüllt, einheitlich und gleichgerichtet. Auch hier wird mit dem Unstetigwerden der Angst, die darin zum Ausdruck kommt, daß die ängstliche Erregung vorübergehend erlahmt und abwartend-mißtrauische Zurückhaltung sich kontrastierend dazwischenschiebt, schizophrene Wahnsymptomatik möglich. Ein Gestaltwandel paranoider Bilder in umgekehrter Richtung ist ebenfalls nichts Ungewöhnliches. Von der dynamischen Konstellation schizophrener Psychosen her gesehen, scheint die Vereinheitlichung seelicher Dynamik auf dem vertieften Niveau der depressiven Reduktion jedenfalls eher möglich zu sein als eine Vereinheitlichung im Aufschwung zum dynamischen Überschuß manischer Expansion.

Auch unabhängig von den erwähnten Übergängen, d. h. auch bei Psychosen, die, obgleich depressiv oder manisch gefärbt, von vornherein schizophrenes Gepräge tragen, ist die Herkunft der Wahnsymptomatik aus einer vorwiegend reduktiven oder vorwiegend expansiven dynamischen Grundkonstellation bedeutungsvoll für die individuelle Gestalt der Psychose und ihres weiteren Verlaufes. Das Einsetzen dynamischer Unstetigkeit auf der Ebene depressiver Reduktion verrät sich oftmals noch im weiteren Verlauf in der Konservierung typisch depressiver Inhalte und einer gewissen Regelhaftigkeit, ja Einförmigkeit, während der „blühende“ Wahnsinn im allgemeinen ein hohes dynamisches Ausgangsniveau voraussetzt. Gerade jene Psychosen, in deren Beginn intermittierend ein hohes dynamisches Niveau erreicht wird, und die zunächst eher in den Rahmen der Expansion als in die als „Unstetigkeit“ beschriebene Grundkonstellation hineinpassen, pflegen im weiteren Verlauf besonders symptomreich zu werden. Daß noch am ehesten solche kraftvoll bewegten Psychosen die *schizophrene Weltbemächtigung* möglich machen, haben wir bereits erwähnt. Auch symptomreiche und bewegte Wahnpsychosen können von einem depressiven Vorstadium eingeleitet werden. In solchen Fällen wird die depressive Reduktion mit einem kritischen Einbruch elementarer Dynamik überwunden, ehe die volle Wahnsymptomatik auflebt.

## 6. Das Schicksal schizophrener Wahnbildungen nach Abklingen der dynamischen Störung

Thymopathischer und schizophrener Wahn bleiben kommensurabel, solange sich auch paranoide Wahnbildungen zusammen mit dem Abklingen der dynamischen

Störung ohne Rest wieder auflösen. Diese Auflösung, die, vom Standpunkt eines konsequent psychopathologischen Schizophreniebegriffes her gesehen, eben doch häufiger zu sein scheint, als BAUMER seinerzeit meinte – man vergleiche neuere Untersuchungen von RUCKDESCHEL zur Prognose schizophrener Erkrankungen –, kann als Indiz dafür gelten, daß, nicht anders als nach dem Abklingen cyclothymer Psychosen, die dynamische Konstellation, wie sie vor dem Ausbruch der Psychose bestand, wieder erreicht wurde und das Wertgefüge unversehrt geblieben ist. Besonders eindrucksvoll sind manche periodischen Schizophrenien, in denen normale Befindlichkeit und psychotische Konstellation mit scharfer Zäsur und in wiederholtem Wechsel alternieren. Eine soeben von ENSS und RICHTER dargestellte Beobachtung, bei der solche Umschläge über längere Zeit hin in kurzen, regellosen Abständen von einem Tag auf den anderen erfolgten, während jeweils ein radikaler „Szenenwechsel" zwischen normalem und psychotischem Erleben bzw. psychotischer Thematik stattfand, illustriert die zentrale Bedeutung der „eigengesetzliche(n) endogene(n) Dynamik", die „durch den Sinnzusammenhang zwischen normaler und psychotischer Erlebniswelt nur ‚überformt'" wird (ENSS und RICHTER). Die geringe Nachhaltigkeit von Wahnerlebnissen, die aktuell außerordentliches Gewicht besaßen, ist in solchen völlig remittierenden paranoiden Psychosen nicht weniger erstaunlich als die Auflösung wahnhaft depressiver Thematik. Was über die Eliminierung thymopathischer Wahnbildungen gesagt worden war, gilt auch für den schizophrenen Wahn. Hier wie dort werden nach Wiederherstellung der dynamischen Ausgangskonstellation die ihres emotionalen Gewichtes entkleideten Wahninhalte, soweit sie nicht strukturell relevant geworden sind, zu einem bloßen Gedankenspiel. Der verblassende Wahn bleibt zunächst inhaltlich noch verfügbar, verliert aber mit der Wiederherstellung des Wertgefüges in seinen früheren Zusammenhängen als unbegreiflich, unsinnig, peinlich, zunehmend den Anschluß an das aktuelle Erleben.

Bemerkenswert ist das bei der Besprechung des tymopathischen Wahns noch nicht erwähnte *stereotype Wiederauftauchen* von völlig korrigierten, gegenstandslos gewordenen und vergessenen *Wahninhalten* in manchen rezidivierenden paranoiden Psychosen. Es ist eher noch merkwürdiger als die intermittierende Wiederkehr bestimmter depressiver Themen, hängen doch die Wahnbildungen in floriden paranoiden Psychosen bei ihrer Abhängigkeit von mancherlei zufälligen Anmutungen und bei größerer Regellosigkeit weniger eng und weniger unmittelbar mit dem Wertgefüge zusammen als die typisch depressive Thematik. Verfügbar bleiben solche Wahnbildungen nicht als sinnlos gewordene Bruchstücke, sondern als Glieder eines Ganzen, das durch eine besondere dynamische Konstellation als eigengesetzlich herausgehoben, zusammengehalten und auch nur von der fundierenden Dynamik her in seinen Zusammenhängen wieder zugänglich wird. Die Psychologie der Affekte bietet verwandte Aspekte: Liebe und Haß ersinnen mancherlei Torheiten, die sich zu einem in sich stimmigen System zusammenfügen und doch verloren gehen, wenn sich die Leidenschaft verzehrt hat. Die Wiederkehr einer gleichartigen dynamischen Konstellation, die inhaltlich zunächst ganz anders determiniert sein kann, kann die vor Jahrzehnten geprägten Inhalte, zu denen jeder Zugang verloren schien, in beunruhigender Deutlichkeit wieder aktualisieren.

Von den Wahninhalten dieser Art, die völlig ausgelöscht werden und die allenfalls beim Wiederaufleben psychotischer Dynamik reaktualisiert werden können, bis zu den unerschütterlichen Wahnbildungen, die auch nach dem Abebben psychotischer

Dynamik überdauern, gibt es alle Übergänge. Es genügt, an die Bedingungen zu erinnern, die im Vergleich mit dem depressiven Wahn das Persistieren schizophrener Inhalte auch unabhängig von bleibenden dynamischen Einbußen begünstigen: die durch die psychotische Bewegung angeregte Umordnung des Wertgefüges entsprechend vorgegebenen Bereitschaften und die Verschränkung schizophrener Inhalte mit dem alltäglichen Erfahrungsbereich.

Bei der vergleichenden Gegenüberstellung endogener Wahnbildungen wird mit dem *Persistieren des Wahns* über das Stadium dynamischer Unstetigkeit hinaus die spezielle Problematik der Nichtumkehrbarkeit schizophrener Prozesse in der Progression zu einem defektuösen Anderssein berührt. Von der sonst bei chronisch paranoiden Psychosen gebotenen Berücksichtigung einer *dynamischen Entleerung* sind am ehesten noch jene seltenen Wahnformen auszunehmen, die nach KRAEPELIN, GAUPP, KRETSCHMER, KOLLE u. a. als „Paranoia (GAUPP)“ zuletzt, und im Sinne der klassischen Psychiatrie wohl auch zum letzten Mal, von uns (1949) beschrieben und psychopathologisch definiert worden sind. Bei diesen nosologisch sehr umstrittenen Beobachtungen mag ein Persistieren des Wahns auch nach Wiederherstellung der dynamischen Ausgangskonstellation, d. h. unabhängig von nachweisbaren defektuösen Veränderungen der seelischen Dynamik möglich sein. Wir würden sie dann als Paranoia den schizophrenen Psychosen zurechnen, wenn sich, wie u. E. gerade auch im *Fall Wagner,* zumindest in den Anfängen des Wahns die beschriebene dynamische Unstetigkeit und, durch sie angeregt, eine richtunggebende Umorientierung des Wertgefüges wahrscheinlich machen läßt. Auch die von MAYER-GROSS beschriebene Nachwirkungsform der *Bekehrung* kann als Beispiel für eine bleibende Umstrukturierung ohne nachweisbare Schädigung seelischer Dynamik gelten. Es käme allein darauf an, daß unter der Auflockerung durch die dynamische Störung und angeregt durch die jetzt möglichen kritischen Erlebnisse das Wertgefüge in der durch tiefgreifende Spannungen und drängende Bereitschaften vorgeformten Richtung sich grundsätzlich umgestaltet und in der nun erreichten Gestalt erstarrt. Auch unabhängig von psychotischen Relikten wird früher oder später im individuellen seelischen Leben eine Entwicklungsstufe erreicht, von der ab die Erschöpfung seelischer Entwicklungspotenz einmal eingetretene grundsätzliche Umstrukturierungen, die bis dahin noch wandlungsfähig gewesen wären, endgültig werden läßt. In erster Linie für Wahnbildungen nach Art der „Paranoia (GAUPP)“, die auf dem Boden der von GAUPP und KRETSCHMER subtil analysierten persönlichkeitstypischen und milieuabhängigen Vorbedingungen mit oft kaum merklichen Bruchstellen aus dem Wertgefüge herauswachsen, gilt der Satz, daß nicht die psychotisch erzwungene, sondern die psychotisch angeregte Umstrukturierung über das Abklingen der dynamischen Störung hinaus Bestand verspricht. Die anderen Formen des chronischen Wahns, vom paranoiden Mißtrauen wesensveränderter Schizophrener bis zu den aufs engste mit Denkstörungen und halluzinatorischen Erlebnissen verknüpften chronischen Wahnbildungen und den phantastischen Wahngebäuden alter Anstaltsinsassen, fordern eine nähere Berücksichtigung der jenseits der akuten Prozeßstadien erreichten dynamischen Konstellation.

# VIII. Die dynamische Entleerung

## 1. Zur Charakterisierung der dynamischen Entleerung

Soweit die Symptomatik schizophrener Psychosen über den floriden Wahn hinausreicht, wird sie wesentlich durch die *dynamische Entleerung* bestimmt, die im folgenden als vierte der hier zu besprechenden Grundkonstellationen einzuführen sein wird. Die dynamische Entleerung ist dabei selbst psychopathologisch kaum relevant, sondern wichtig vor allem dadurch, daß sie die veränderte Ausgangsbasis schafft, auf der erneut einsetzende produktive psychotische Bewegung wirksam werden kann. Gemeint ist die bei wesensveränderten Schizophrenen außerhalb psychotischer Exacerbationen regelmäßig nachweisbare, in seltenen Fällen vielleicht auch nur temporär mögliche und wieder ausgleichbare dynamische Insuffizienz, der phänomenal ein Verlust an emotionaler Ansprechbarkeit und Spontaneität, teilnahmslose Kühle und Unberührbarkeit, Interesselosigkeit, Initiativearmut, Mangel an Ausdauer und Zielgerichtetheit, Erschöpfbarkeit und Konzentrationsschwäche entsprechen. Gegenüber der Einengung und Erstarrung in der depressiven Reduktion scheint das richtungslose Erlahmen in der schizophrenen Entleerung etwas grundsätzlich anderes zu sein, wenn es auch im Einzelfall oft nicht möglich ist, ohne Berücksichtigung der speziellen Symptomatik phänomenologische Unterschiede in der isoliert gedachten Sphäre seelischer Dynamik aufzufinden.

In reiner Form findet man die dynamische Entleerung am ehesten bei jungen Menschen in symptomarmen, *schleichend progredienten Verläufen,* die im Laufe von Jahren zu einer tiefgreifenden Wesensveränderung, zu Niveauverlust und Leistungsabfall in einem Ausmaß führen, das sich nur bei näherer Kenntnis der prämorbiden Persönlichkeit, aber kaum von den Teilstrecken des Verlaufes her, richtig abschätzen läßt. Der Gemütsleere bzw. der emotionalen Vergröberung, der Einengung auf primitive leibliche Bedürfnisse, der Gleichgültigkeit, Schwunglosigkeit und Aspontaneität solcher Kranker entspricht das Erlahmen beharrender Intentionen, der Verlust der Zielgerichtetheit und des über das unmittelbar Gegenwärtige hinausgreifenden Strebens. Der oft beachtliche Widerstand der „Hebephrenen" gegen wohlmeinende Aktivierungsversuche steht dazu nicht im Widerspruch. Höhere Schulbildung und selbst Hochschulbildung schützen nicht vor der schizophrenen „Versimpelung" und Versandung. Hochspezialisiertes Wissen, das man hinter der Einfältigkeit und der Indolenz der Kranken nie vermuten würde, kann in solchen Fällen in erstaunlichen Einzelheiten konserviert geblieben sein. Von allen Beziehungen zum Erleben losgelöst und dem Zerfallsprozeß überantwortet, der sinnlos gewordene Kenntnisse bedroht, spielt es keine lebendige Rolle mehr. Die hier gemeinten schleichenden Verläufe führen zu einer Verarmung und Verflachung des Erlebens, die sich konform auf seine Ursprünge in der anmutenden Begegnung und im Wertgefüge erstrecken. Je stärker und je vielgestaltiger die Kräfte sind, die sich im Strom des Erlebens durchzusetzen suchen, um so beharrlicher muß der Wille sein, der ihnen Richtung und Form geben soll. Trotz des Erlahmens tragender Intentionen und der daraus resultierenden Direktionslosigkeit der Kranken ist die *Klammer der verbliebenen Intentionalität* bei kontinuierlich und gleichsinnig voranschreitender Entleerung immer noch stark genug, um die Bestände eines aufs äußerste verkümmerten Erlebens zusammenzuhalten. Erst bei einem Mißverhältnis zwischen der Bewegung des Erlebnisfeldes und der ordnenden Intentionalität kann sich in der dann möglichen Desintegration der Reichtum schizophrener Symptomatik voll entfalten.

## 2. Der schizophrene Weltverlust und der Weg nach innen

Die in verschiedenen Graden der Ausprägung in zumindest allen defektuösen Verläufen nachweisbare Entleerung schließt vorübergehend und selbst für weite Strecken des Verlaufes *erneute Bewegung*, ein erneutes Überangebot von Eindrücken, von Impulsen und Inhalten, die zur Aktualisierung drängen, nicht aus. Die Entleerung bestimmt lediglich das konsolidierte Ausgangsniveau. In den verengten, brüchig gewordenen Rahmen – BERINGER sprach von der „Spannweite des intentionalen Bogens" und traf damit mehr als nur die Spannkraft, die die *Denk*intentionen zusammenhält – können gleichwohl immer wieder dynamische Störungen einbrechen. Eine Besonderheit derartiger Einbrüche auf der Ebene dynamischer Entleerung ist die Abkehr des psychotisch bewegten Erlebens von der begegnenden Welt und die Verschiebung seiner Ursprünge zu den Beständen des inneren Raumes hin. Die schon erwähnte Beobachtung, daß sich die Grundlagen des Wahns in chronisch paranoiden Psychosen von den Anmutungen auf die Aktualisierungen verlagern, ordnet sich dieser allgemeineren Feststellung unter. Schwierigkeiten bereitet es, den nach den klinischen Erfahrungen unbezweifelbaren „Weg nach innen" und damit auch den schizophrenen *Autismus* (E. BLEULER) zu deuten, der erst für solche defektuösen Psychosen, nicht aber schon für den floriden Wahn charakteristisch ist.

Mit der dynamischen Entleerung in reiner Form ist das strukturell fundierte Erleben vordergründig, primitiv geworden und ebenso verarmt wie der anmutungshaft fundierte unmittelbare Weltbezug. Die strukturellen Bestände sind dabei, gewissermaßen als Material des Erlebens, grundsätzlich verfügbar geblieben. Selbst ihre ursprüngliche Gliederung dürfte bei schleichend voranschreitender Entleerung, in der keine eingreifende Umstrukturierung zu erwarten ist, erhaltengeblieben sein. Die Aktualisierungsbereitschaft des Wertgefüges wird jedoch derart gelähmt, daß die ursprünglichen Beziehungen zum Erleben zunehmend verloren gehen und in Übereinstimmung mit der manifesten Augenblicksverhaftetheit der Kranken und der Verflachung aller Interessen schließlich nur noch spärliche strukturelle Teilbestände erlebniswirksam bleiben: in erster Linie primitive Ziele und, gerade bei früher differenzierteren Menschen, als Relikte ehemals zentraler Wertrichtungen, manche Pseudobedürfnisse (LEWIN), denen im Leerlauf verschrobener Gewohnheiten eine „Sättigung" versagt bleibt. Im Rahmen der verbliebenen Aktualisierungsmöglichkeiten steht das Erleben kaum noch Anregungen offen, es seien denn Reize, die zu den noch wirksamen primitiven Bedürfnissen passen.

Bei der Verarmung und Verflachung des Erlebens in der dynamischen Entleerung ist die *Ausgangslage* beim Einbruch psychotischer Dynamik grundsätzlich anders beschaffen als in *floriden* Wahnpsychosen. Ohne vorauslaufende Entleerung sind *hier* trotz aller Störungen die ursprünglichen Erlebniszusammenhänge noch erhalten; sie werden zwar zunehmend bedeutungslos, aber sie sind doch elastisch genug geblieben, um Neues aufzunehmen, ohne zu zerbrechen, und einen Widerstand zu bilden, an dem sich eine aus Anmutungen und Aktualisierungen bruchstückhaft gefügte Wahnwelt entwickeln kann. *Nach* eingetretener Entleerung ist der Rahmen noch intakter

Erlebniszusammenhänge zu eng und zu brüchig geworden, um den Überschuß erneuter seelischer Bewegung noch zu bewältigen. Während die dynamische Unstetigkeit ohne vorauslaufende Entleerung das Erlebnisgewicht auf die begegnende Welt verlagert und gleichwohl die bisherigen Erlebnisordnungen als Widerstand und als Bezugssystem für das von außen Wirkende fortbestehen läßt, geht mit der Dissolution, die die dynamischen Störungen auf dem Boden der Entleerung bewirken, die Spannung zwischen Wahn und Wirklichkeit, zwischen psychotischem Erleben und Alltäglichkeit verloren. Mit der Auflösung der defektuös verarmten, brüchig gewordenen Erlebniszusammenhänge unter dem Druck psychotischer Dynamik schwindet der Widerstand, von dem sich die psychotischen Erlebnisse kontrastierend abheben konnten, zerfällt die Ordnung, die im floriden Wahn für die regellos aufschießenden Anmutungen und Aktualisierungen maßgebend gewesen war. An ihre Stelle treten die aus den entordneten strukturellen Beständen gespeisten Aktualisierungen und die in ihnen verfügbaren Zusammenhänge. Sie können zu einem neuen Bezugssystem werden, zu einer *Eigenwelt* (WYRSCH), der sich die noch verbliebenen Bezüge zur begegnenden Welt unterordnen. Was die (bei einsetzender Unstetigkeit zu erwartenden) *Anmutungserlebnisse* anbelangt, die ohne den Widerstand geordneter Erlebniszusammenhänge ihren Platz in den Ordnungen der begegnenden Welt verlieren und damit nicht zu einer inhaltlichen Determinierung gelangen, so mögen sie gerade in stürmischen Psychosen als eindrucksstarke und unmittelbar erlebniswirksame Impressionen erhalten bleiben, ohne daß sich jedoch beim Zerfallen aller Ordnungen Näheres über ihren Erlebnisgehalt aussagen ließe. In erster Linie scheinen sich die Anmutungserlebnisse als *Anmutungsqualitäten* auf jene quasi-objektive Welt zu verschieben, die aus den strukturellen Beständen, den erlittenen *Weltverlust* ausfüllend, in defektuösen Psychosen neu gebildet werden kann. Die hingebungsvolle Versunkenheit mancher Halluzinanten und ganz allgemein die *Faszination,* mit der Schizophrene auf die Erlebnisse, die ihrer Eigenwelt entstammen, gerichtet sind, erinnert an die Anmutungserlebnisse, die nur solange möglich waren, als die Spannung zur begegnenden Welt aufrecht erhalten werden konnte. In diesem Sinne steht sich in der Tat nahe, was ZUTT als „Angeblicktwerden" und als „Angesprochenwerden" miteinander vergleicht. Man sollte daneben den Unterschied nicht übersehen, der darin liegt, daß die Faszination im Angeblicktwerden aus der begegnenden Welt kommt, die Faszination im Angesprochenwerden jedoch den Aktualisierungen anhaftet, die der aus den strukturellen Beständen neu konstituierten Eigenwelt entstammen. Das Angesprochenwerden in schizophrenen Psychosen kommt *nach* dem Angeblicktwerden.

Es gibt nur wenige floride schizophrene Psychosen, in denen sich keine wahnhaften Bedeutungserlebnisse nachweisen lassen. Die „Stimmen" hingegen tauchen zumeist erst in späteren Schüben auf oder setzen mit unscharfer Grenze ein Lautwerden der Gedanken fort, wenn mit voranschreitender Entleerung die Zentrierung des individuellen Gefüges stärker beeinträchtigt wird und die gelockerten strukturellen Bestände sich unter dem Druck erneuter Bewegung zunehmend verselbständigen, zu „Automatismen" werden. (Zur Frage der „Automatismen" vergleiche man verwandte Gedanken bei PETRILOWITSCH [1958 b, 1959].) Anamnestische Angaben, schizophrene Symptomatik habe sich vor wenigen Tagen erstmalig mit dem Hören von Stimmen gezeigt, sollte man mit Zurückhaltung aufnehmen, wenn es sich nicht um sehr stürmische Psychosen handelt, die von vornherein die seelischen Zusammenhänge auflösen können. Gewöhnlich stößt man bei solchen Halluzinanten nach näheren Erkundigungen auf Prodromalien, die oft um Monate zurückreichen, insbesondere auf eine blande Einbuße an Dynamik. Es gibt offenbar, um zwei von CONRAD geprägte Begriffe zu verwenden, den *energetischen Potentialverlust* bereits als *Trema* eines schizophrenen Verlaufes und als Basis für die erst später einsetzende dynamische Unstetigkeit, nicht nur als Resultat dieses Verlaufes.

## 3. Die schizophrene Desintegration

Die Möglichkeiten einer Ausgestaltung schizophrener Psychosen in Abhängigkeit von den dynamischen Störungen, die auf der Basis defektuöser Entleerung auftreten und zum Verlust der Ganzheitlichkeit führen, sind unbegrenzt. Bemühungen, die Psychopathologie schizophrener Psychosen unter *einem* Gesichtspunkt zu sehen, die „Erfassung aus der Beziehung" (K. SCHNEIDER, 1925), der Versuch RÜMKES, im „Praecox-Gefühl" angesichts des desintegrativen *Stilwandels* gewissermaßen ein *diagnostisches* Anmutungserlebnis zu beschreiben, passen noch am ehesten auf die soeben berührte komplexe Konstellation. In erster Linie zählen hier jene Entwürfe, die vom Sejunktionsbegriff WERNICKES angeregt worden sind und im Schizophreniewerk BLEULERS ihren umfassendsten, in einer frühen Arbeit von STRANSKY (1903) ihren originellsten Ausdruck gefunden haben. STRANSKY, der seinerzeit die bekannte Formel von der intrapsychischen Ataxie als einer Dissoziation zwischen Thymopsyche und Noopsyche geprägt hatte, hat (1952) mit der Feststellung, daß die von ihm gemeinte inkoordinatorische seelische Spaltung das Wesen der pathopsychologischen Integrationsstörung alles Schizophrenen darstelle, auch terminologisch den Anschluß an die Gegenwart gewonnen, die schizophrene Symptomatik dem Syndrom des Gestaltzerfalles (BASH) zuordnet und mit CONRAD, EY, PETRILOWITSCH, PLOOG u. a. den Begriff der Desintegration auch auf die Psychopathologie schizophrener Psychosen, mit HEIMANN und SPOERRI speziell auf den schizophrenen Ausdruck anwendet. Für uns kann es sich nicht darum handeln, unter Preisgabe des grundsätzlichen Vorhabens den außerordentlichen Möglichkeiten schizophrener Symptomgestaltung im einzelnen nachzugehen, sondern nur um eine Beantwortung der Frage, warum gerade im Rahmen der auf der dynamischen Entleerung aufbauenden komplexen Konstellation diese Möglichkeiten so bemerkenswert vielgestaltig sind.

Bei der Analyse der Bedingungen schizophrener *Desintegration* ist zunächst das Ausmaß des Verlustes an Intentionalität zu berücksichtigen, das zugleich den Weltverlust, den Grad der Einengung, die „Punktualität" der Existenz und die Brüchigkeit der Erlebniszusammenhänge beim Einbruch dynamischer Störungen anzeigt. Als weitere symptombestimmende Variable haben Stärke und Verlaufsgestalt der psychotischen Bewegung, insbesondere der Grad ihrer Unstetigkeit zu gelten. *Unabhängig* von der jeweiligen dynamischen Konstellation bleibt dagegen das *Material*, in erster Linie die Bestände des Wertgefüges, daneben jene angeborenen und erworbenen Verhaltensweisen, Ausdruck, Motorik als vor-repräsentative, in ihrer Eigengesetzlichkeit erst bei fortgeschrittener Desintegration hervortretende Bestände, mit denen sich speziell PLOOG beschäftigt hat. Die unerschöpflichen Möglichkeiten der Symptomgestaltung liegen darin, daß sich das Wertgefüge in der Desintegration seiner aktivierten und aus der Klammer der versagenden Intentionalität gelösten Bestände in beliebigen Bruchstücken und, entsprechend den aktivierten Bereitschaften und den freigesetzten Gerichtetheiten, auch in beliebig neu gefügten Zusammenhängen aktualisieren kann. Wesentlich ist schließlich auch, daß die strukturellen Bestände als Niederschlag früherer psychotischer Einbrüche nach längeren Verläufen ihrerseits ein gegenüber der Ausgangspersönlichkeit völlig umgestaltetes Material darstellen.

Bei zunehmendem *Mißverhältnis* zwischen einbrechender Dynamik und stabilisierender Intentionalität, wie es sich in sehr stürmisch verlaufenden Psychosen auch ohne vorauslaufende dynamische Entleerung, die sonst ein derartiges Mißverhältnis besonders begünstigt, einstellen kann, kann die Entordnung der aktualisierten strukturellen Bestände bis zu völliger Fragmentation voranschreiten. Schon WELLEK wies im Zusammenhang einer sonst rein psychologisch orientierten Abhandlung auf die Möglichkeit hin, daß bei einer plötzlich einbrechenden Psychose von der Struktur eines Menschen lediglich ein „Trümmerfeld unganzheitlich nebeneinander bestehender Dispositionen (das hieße hier: Strukturtrümmer)" übrig bleibe. Selbstverständlich wird auch eine derartige *Fragmentation* zu ganz verschiedenen Bildern führen, je nachdem, ob es sich um strukturelle Bestände, die einer noch ungeschädigten Ausgangspersönlichkeit entsprechen, oder bereits um ein im Verlauf umgestaltetes Gefüge handelt.

Erst in zweiter Linie interessiert die Frage nach der *Herkunft* der dynamischen Störung in defektuösen Psychosen. „Endogen" im herkömmlichen nosologischen Sinne ist sie hier sicher nicht in jedem Fall, vermutlich nicht einmal in der Mehrzahl der Fälle. Man denke an das geläufige Wiederaufleben von Halluzinationen bei alltäglichen Spannungen und Zwistigkeiten, an das plötzlich einschießende Grimassieren und die Zerfahrenheit des Denkens defektuöser Kranker schon bei leichter seelischer Erregung, an die provozierende Wirkung alkoholischer Enthemmung, an das gelegentlich periodische Wiederauftauchen psychotischer Symptomatik gerade in der prämenstruellen Phase, in der (G. K. DÖRING) die „Antriebshaftigkeit" signifikant gesteigert ist. Darüber hinaus scheint in solchen Fällen, in denen der Umweltbezug weitgehend verlorengegangen ist, eine Stabilisierung des aus den strukturellen Fragmenten gespeisten Erlebens auf der Stufe der bis dahin erreichten Desintegration möglich zu sein, ohne daß der scheinbar produktiven Symptomatik noch wirklich innere Bewegung entspräche. So wird offenbar bei defektuösen Kranken, die als Dauerhalluzinanten, als Träger bestimmter Stereotypien oder in ihrer sprachlichen Verwirrtheit über Jahre hin keinerlei Veränderung erkennen lassen, ein Gleichgewichtszustand erreicht derart, daß die noch verbliebene Dynamik im Leerlauf der Aktualisierung struktureller Fragmente gebunden und abgesättigt ist. Auch ohne bleibende höhergradige Entleerung scheinen gelegentlich schizophrene Erfahrungen, wie z. B. die „Stimmen", die in psychotischen Einbrüchen als neue Erlebnismöglichkeit „entdeckt" worden waren, als „Gewohnheiten" innerhalb einer zwar in der Psychose entstandenen, doch aus vorwiegend *psychologischen* Bedingungen überdauernden Eigenwelt beibehalten zu werden. Man könnte gerade auf der Basis der Entleerung von einer „Freisetzung" der strukturellen *Eigendynamik* sprechen und würde sich damit an H. EY anlehnen und auch BERZE nahestehen, der aus der Insuffizienz der Eigenaktivität, die die „Impulswerdung" zahlreicher „nicht der *aktuellen* Persönlichkeit entsprungener Regungen" begünstige (1929), die gesamte Psychologie der Schizophrenie entwickelt. Der Terminus „Eigendynamik" ist hier freilich nicht unbedenklich und fordert, worauf bereits in einer kritischen Anmerkung zu der Auffassung von H. EY hingewiesen wurde (VI, 3), eine Ergänzung:

Streng genommen kann es sich nicht um die Freisetzung bereitliegender, gewissermaßen materiell konservierter *Kräfte,* sondern nur um die Freisetzung bisher gezügelter und nun entfesselter *Bereitschaften* handeln. Inwieweit solche Bereitschaften beim Versagen beharrender Gerichtetheiten und übergeordneter Intentionen überhaupt in Erscheinung treten, bemißt sich nach der aktuell verfügbaren Dynamik. Bei fortgeschrittener Entleerung bleiben die Bereitschaften stumm, wenn hinter ihnen nicht die Dynamik psychotischer Einbrüche steht. Die durch die psychotische Bewegung gleich welcher Genese gezogene Grenze des *Produktiven* scheint im allgemeinen eher zu weit als zu eng gezogen zu werden. Die Forderung, aktive und inaktive Prozeßschizophrenien, prozessuale und postprozessuale Symptomatik zu unterscheiden, ist eine der grundsätzlichen Anregungen, die die Schizophrenieforschung BERZE verdankt.

## 4. Über das Schicksal des Wahns in defektuösen Psychosen

Auf der Grundlage dynamischer Entleerung wird *Wahn weitgehend identisch mit der aus den entordneten und umgestalteten Beständen des Wertgefüges neugestalteten Erlebniskontinuität.* Die aus der begegnenden Welt gewonnenen spärlichen Erfahrungen, die in der Kommunikationsverarmung noch möglich sind, ordnen sich dem Wahn unter. Sinnestäuschungen, die in solchen Fällen häufig neben dem Wahn bestehen, mögen als „objektive" Erlebnisse für den Kranken etwas grundsätzlich anderes sein als die halluzinatorisch angeregten oder halluzinatorisch bestätigten Überzeugungen. Ihrer Herkunft nach, nämlich als *Aktualisierungen aus den gleichen strukturellen Beständen,* aus denen sich auch der Wahn formiert, lassen sie sich nicht von den Wahninhalten trennen. Mit zunehmender Desintegration tritt der zerfallende Wahn hinter den Sinnestäuschungen zurück. Die Progression vom Wahn zur Halluzinose, die keinem bestimmten Lebensalter vorbehalten, uns aber doch bei schizophrenen Psychosen des höheren Alters besonders aufgefallen ist, weiterhin wahnhaft beginnende, stürmische Psychosen, die nach der Fragmentation des Wahns in richtungsloses Halluzinieren ausmünden, können als Beispiel dienen. Als Relikt, das die in produktiven Stadien gestaltete Eigenwelt festhält, kann Wahn – womit unter anderen Entwicklungsmöglichkeiten nur ein besonders übersichtlicher Typ herausgegriffen werden soll – auch in defektuösen Verläufen seine ursprünglich zentrale Stellung wieder verlieren und bedeutungslos werden. Bei Untersuchungen über die möglichen Schicksale des Wahns in defektuösen Psychosen, denen die Analyse der Nachwirkungsformen akuter Psychosen durch MAYER-GROSS zum Vorbild dienen kann, wird vor allem darauf zu achten sein, inwieweit auch wesensveränderte Kranke, trotz der Stabilisierung des Wahns, wahnunabhängige Wertzusammenhänge festzuhalten oder neu zu bilden vermögen. Gelegentlich können selbst dort, wo das durchgehend umgestaltete Wertgefüge in sich keine wahnunabhängigen Wertrichtungen von einiger Bedeutung mehr enthält, von noch erhaltenen Umweltbezügen her wieder Werte gebildet werden, die sich als neue Ordnung auf primitivem, oft primitivstem Niveau schließlich gegenüber den Wahnzusammenhängen durchsetzen und noch nach Jahrzehnten den Wahn zusammen mit allem, was als Ziel und Maßstab eines längst abgelebten Lebens in den Wahn hineingezogen worden war, in den Hintergrund drängen.

Seit der wegweisenden Veröffentlichung von H. KUNZ, der 1931 die anthropologische Betrachtungsweise in die Wahnforschung einführte und ihren später oft vernachlässigten Beziehungen zu den Fragestellungen der klinisch-nosologischen Arbeitsrichtung unter sorgfältiger Wahrung der wissenschaftlichen Kontinuität nachging, ist die *Existenzumwandlung* als umfassender Ausdruck schizophrenen Wahns zu einem zentralen Thema der neueren Psychopathologie geworden. Der anthropologischen Forschungsrichtung, die besonders fruchtbar in den großangelegten Studien von L. BINSWANGER geworden ist, stehen die an Namen wie KRONFELD und WYRSCH geknüpften Bemühungen um die Person des Schizophrenen durch ihre ganzheitliche Zielsetzung nahe. Man könnte im übrigen bis auf ZELLER zurückgehen, der 1838 klagte, es sei unter allen Erforschungsweisen der Seelenstörungen bisher keine „weniger gepflegt worden, als die eigentlich anthropologische, die den Menschen weder ausschließend von seiner geistigen und seelischen noch ausschließlich von seiner leiblichen Seite betrachtet, sondern immer von der Einheit der Menschennatur in ihren leiblichen wie in ihren geistigen Gebieten ausgeht, ohne irgendwie die innere, dynamische und die äußere leibliche Gliederung zu verkennen, welche auch dem Menschenleben allein zu wirklichem Bestande verhelfen kann". Nicht weniger aktuell ist die Feststellung ZELLERS (1840), daß der Verrückte, nachdem sich Verstand und Unverstand friedlich vermählt, als eine andere Persönlichkeit aus dem Sturme der Seelenstörung hervorgehe. Die Verrücktheit, in der der ganze geistige Mensch und nicht bloß diese oder jene einzelne Fähigkeit der Seele allein ergriffen sei, spreche sich in einzelnen Fällen auch nach der scheinbaren Wiederkehr aller früheren intellektuellen Fähigkeiten und Kenntnisse als eine bleibende Veränderung des ganzen Charakters und Temperamentes eines Menschen, als eine Verschrobenheit und Verkehrtheit seiner ganzen Lebensansicht aus. „Der Wahnsinn", so hatte ZELLER 1838 formuliert, „hat sich mit der Persönlichkeit eines Menschen identificirt, er ist Charaktersache geworden. Die Geisteskrankheit hat sich mehr oder weniger vom Grund und Boden des Gemüthes, von dem sie entsprang, losgemacht, und ein selbständiges Leben gewonnen." – Kann Wahn in floriden paranoiden Psychosen gelegentlich auch ohne die Berücksichtigung einer sich andeutenden neuen Erlebniswelt als ein nur da und dort befremdlich aus den noch gültigen Zusammenhängen der bisherigen Erlebniskontinuität herausgehobenes Phänomen zugänglich bleiben, so wird Wahn als Ausdruck einer fundamentalen Umorientierung gerade in defektuösen Psychosen oft genug zum Rahmen, der immer schon mit dabei ist, wenn man Einzelheiten des psychopathologischen Bildes herausgreift. Als Leitfaden durch das Labyrinth schizophrener Verläufe kann Wahn im Dienste einer nüchternen Symptomanalyse die Vielgestaltigkeit schizophrener Symptomatik in allen wesentlichen Stücken zu einem einheitlichen Bild ordnen helfen. Als Selbstexplikation schizophrener Existenz (H. KUNZ) drückt Wahn zugleich die fundamental veränderte Daseinsweise einer *Person* aus.

## 5. Der geschichtliche Hintergrund der schizophrenen Sichtpsychose

Die Reichweite einer dynamisch-strukturpsychologischen Konzeption geht über die *psychologische* Erfassung der in philosophisch-anthropologischer Interpretation längst anerkannten Einheitlichkeit schizophrener Existenzumwandlung hinaus. Wenn im Ausblick auf Möglichkeiten, die sich eröffnen mit der Beachtung der strukturellen Bestände als des Materials, dessen sich die dynamischen Störungen in der Psychose bedienen, noch einmal abschließend und grundsätzlicher, als es bisher geschehen konnte, auf eine prinzipielle Eigenart schizophrener Symptomgestaltung hingewiesen werden soll, so werden damit zugleich die Voraussetzungen des wohl augenfälligsten Unterschiedes zwischen thymopathischen und schizophrenen Wahnbildungen, hier der Einförmigkeit und Regelhaftigkeit, dort der unerschöpflichen und regellosen Variabilität, berührt: Es handelt sich um die bis auf BERZE zurückreichende und trotz der Bemühungen von WYRSCH noch längst nicht selbstverständlich gewordenen Erkenntnis, daß schizophrene Symptomatik jenseits der ohne Defekt abklingenden akuten Psychosen mehr ist als das Ergebnis einer Auseinandersetzung zwischen psychotischem Geschehen und einer relativ gleichbleibend gedachten Persönlichkeit. *Die von der Psychose getroffene und umgeformte Persönlichkeit wird in defektuösen Verläufen weitgehend identisch mit der individuell gestalteten Geschichte des psychotischen Verlaufs.* In der Ausdrucksweise, die durch die hier zugrunde gelegten psychologischen Voraussetzungen gefordert wird, würde das heißen: Das Wertgefüge als das Material, an dem die dynamische Störung ansetzt, ist in defektuösen Verläufen mehr als nur das aktuell destruierte ursprüngliche Gefüge; es ist bereits der Niederschlag psychotischer Einbrüche und Katastrophen wie der damit verzahnten Erlebniszusammenhänge und insofern oft in solchem Ausmaß Geschichte der Psychose, daß seine individuellen Ursprünge kaum noch kenntlich und seine Zusammenhänge nicht mehr überschaubar sind. Bei den Gemeinsamkeiten, die in anderer Hinsicht bestehen, mag es nicht überflüssig sein, darauf hinzuweisen, daß eine Betrachtungsweise, die die schizophrene Psychose in diesem Sinne als *historisches Faktum* begreift, eine andere, individuellere Form von Geschichtlichkeit meint als das, was H. EY in mehr biologischer Sicht unter der „histoire naturelle de la folie“ versteht.

Solange überhaupt noch psychotische Bewegung möglich ist, kann die Psychose produktiv sein, können sich die Bestände des Wertgefüges umordnen und aus dem psychotisch umgestalteten Erleben ergänzen. Die dynamische Entleerung bewahrt den einmal erreichten Stand, gegebenenfalls als Grundlage erneuter produktiver Bewegung. In manchen chronisch wahnhaften, aber doch immer wieder bewegten Schizophrenien können die so übereinandergeschichteten Bestände, aus denen sich das aktuelle psychotische Bild gestaltet, noch unterscheidbar sein, wobei aus der Rangordnung der Inhalte oft rückblickend noch das Gewicht der prägenden Dynamik gleich welcher Genese erschlossen werden kann. Selbst in die wirren Fragmente, in die anfänglich geordnete Wahnbildungen im Wandel der Symptomatik zu halluzinatorischen Bildern, gedanklicher Verworrenheit und Inkohärenz bei zunehmendem Mißverhältnis zwischen erlahmender Intentionalität und überdauernder psychotischer Bewegung zerfallen können, läßt sich von der Geschichtlichkeit des psychotisch desintegrierten und destruierten Wertgefüges her gelegentlich noch eine gewisse Ordnung bringen.

Weiter als zu solchen allgemeinen Feststellungen können im Labyrinth defektuöser Symptomatik nur kasuistisch fundierte Untersuchungen über die *Verlaufsgestalt* schizophrener Psychosen führen. Zunehmend gewinnt in der neueren Psychopathologie die Auffassung Raum, daß „die Unterformen der Schizophrenie Querschnittsbilder der fließenden pathologischen Entwicklung dar(stellen), die das Zustandsbild nach dem jeweiligen Vorherrschen gewisser Ausdrucksmerkmale, Inhalte oder Grundstimmungen zu beschreiben versuchen“ (HÄFNER und WIESER). Nach allem, was bisher gesagt wurde, ist es nicht damit getan, bestimmte Verlaufstypen abzugrenzen und ihre wechselseitigen Beziehungen zu untersuchen. Für den eigenen Standpunkt liegt vielmehr die Aufgabe wesentlich darin, die Entstehung derartiger Typen und ihre relative Konstanz aus allgemeineren Bedingungen, insbesondere der Eigenart des fundierenden dynamischen Geschehens, herzuleiten und daneben auch zu prüfen, inwieweit grundsätzliche Besonderheiten der individuellen Struktur und die erlebte Umwelt die Verlaufsgestalt der Psychose bestimmen. Den speziellen Fragestellungen, die sich erst an Hand der Analyse konkreter Verläufe formulieren lassen, soll damit nicht vorgegriffen werden. Mit der Sammlung eines größeren Krankengutes von langjährigen Anstaltsinsassen haben wir eigene Untersuchungen zur Verlaufsgestalt schizophrener Psychosen vorbereitet, durch die wir die vorliegende Abhandlung zu gegebener Zeit auch kasuistisch zu ergänzen hoffen.

# IX. Der klinische Aspekt dynamischer Grundkonstellationen

## 1. Die Einheitspsychose in nosologischer Sicht

Die abschließende Frage, ob und inwieweit die Berücksichtigung der hier beschriebenen dynamischen Grundkonstellationen von Nutzen auch für die Klinik sein kann, führt zurück auf die nosologische Problematik, von der die Untersuchung ausgegangen war. War ein von nosologischen Vorentscheidungen unabhängiger psychopathologischer Entwurf gefordert worden, so muß bei seiner Anwendung auf klinische Fragen gerade mit solchen Konventionen sehr zurückhaltend umgegangen werden, deren vorzeitige Anerkennung die erstrebte Unabhängigkeit des psychopathologischen Instrumentes beeinträchtigen würde. An zentraler Stelle steht die Konvention, daß hypothetische *Somatosen* ihren unmittelbaren Ausdruck in psychopathologischen Symptomen finden sollen, das Axiom, bestimmte Syndrome seien sichere Zeichen eines in Gang befindlichen *Prozesses* (Zutt). Kisker sprach von der Schizophrenie-Forschung, die den Schizophrenen auf einen seelischen Torso reduziere und am Punkt des abbrechenden unmittelbaren Verstehens als Bedingung des Phänomenzusammenhanges den cerebralen Prozeß (Gruhle) konstatiere. Die Überzeugung Bumkes (Lehrbuch), alle psychologischen Deutungsversuche der Schizophrenie würden in dem Augenblick abgetan sein, in dem man die „körperlichen Grundlagen dieser Krankheiten" gefunden haben werde, wird in dieser Form kaum mehr ungeteilte Zustimmung finden. Die Formulierung Bumkes ist gleichwohl symptomatisch für eine immer noch weit verbreitete Bereitschaft, die psychopathologische Methode vorzeitig preiszugeben und auf hypothetische somatische Faktoren auszuweichen.

Nicht einmal die von revolutionärem Elan getragene Monographie Conrads über die beginnende Schizophrenie, sonst ein ungemein anregendes und in die Zukunft weisendes Werk, ist frei von solchen somatologischen Reminiszenzen. Das Ergebnis der von Conrad durchgeführten Analysen würde uns nicht ermutigen, „weiter nach dem physiopathologischen Substrat des *Prozesses* zu suchen". Es würde uns zunächst nur dazu auffordern, den psychopathologischen Sachverhalt mit aller Konsequenz bis an die mit psychologischer Methode erreichbaren Grenzen zu durchdringen. Das hieße u. a., auf gleicher Ebene mit der *„Reduktion des energetischen Potentials"* auch

„Apophänie" und „Anastrophé" nicht als ein „völlig neues Moment formaler Art", sondern als eine *typische dynamische Konstellation* zu begreifen, wozu es angesichts der von CONRAD beigebrachten reichen deskriptiven Daten kaum mehr als einer terminologischen Wendung bedürfte. Jenseits der Grenze psychologischen Erkennens mag das Problem Schizophrenie, wie CONRAD es ausdrückt, *„für die Medizin kein philosophisches, sondern ein physiopathologisches Problem"* sein. Medizin, d. h. Somatologie, ist indessen nur die eine der zwei Säulen, auf denen die *Psychiatrie* ruht (K. SCHNEIDER, 1952). Die somatologische Frage wird zu Recht gestellt. Sogar die Frage nach „dem" schizophrenen Prozeß könnte berechtigt sein. Noch aber wissen wir nichts von den somatischen Geschehnissen, die man sich hinter dem psychopathologischen Aspekt der endogenen Psychosen denken kann, und die Gefahr liegt nahe, daß die Vermutungen, mit denen die methodische Kluft übersprungen wird, der Forschung einen falschen Weg weisen. Bleibt man, wie es bei der Berücksichtigung der hier beschriebenen dynamischen Grundkonstellationen im Rahmen klinischer Fragestellungen geschehen soll, soweit als irgend möglich auf der psychologischen Seite, so ist die Gefahr eines grundsätzlichen Irrtums geringer bei gleich bescheidener Hoffnung, auf diesem Wege neue Erkenntnisse für die klinisch-nosologische Forschung zu gewinnen. Man wird im wesentlichen nur Denkmöglichkeiten anzubieten haben und von möglichen neuen Wegen nicht einmal sagen können, wo sie hinführen und ob sie auch wirklich weiterführen.

Benützt man die Einheitspsychose als psychopathologische Leitidee, so liegt unter *klinischen* Gesichtspunkten die Frage nahe, ob auch realiter entsprechende Krankheitsbilder angetroffen werden. Besonderes Interesse verdienen in diesem Zusammenhang die „atypischen" Psychosen, auf deren Problematik in neuester Zeit vor allem ELSÄSSER hingewiesen hat. Wenn man sich an das psychopathologische Bild hält, so sind „cyclothyme Wellen in schizophrenen Psychosen" (H.-H. MEYER), schizophrene Episoden in phasischen Verläufen und schließlich auch schizophrene Verläufe nicht selten, die mit dynamischer Reduktion wie cyclothyme Depressionen beginnen, über ein expansives Zwischenstadium die Unstetigkeit der Wahnstimmung erreichen und ohne Residuen wieder abklingen oder nach wiederholten Abfolgen derartiger Episoden zu dynamischer Entleerung führen. Gerade unter den Beobachtungen CONRADS mit einem häufig als initiale Depression verlaufenden „Trema" finden sich vorzügliche Beispiele solcher „Einheitspsychosen". Wir selbst hatten es (1957[b]) ausdrücklich bedauert, den als überholt geltenden Begriff nicht auf manche *Alterspsychosen* anwenden zu können. Wollte man die psychopathologische Idee auf die *klinischen* Tatsachen anwenden, so würde man allerdings nicht auf die umfassende Einheitspsychose zurückgreifen und die Errungenschaften nahezu eines Jahrhunderts preisgeben dürfen. Man würde sich mit einer Einheitspsychose innerhalb sehr enger Grenzen zufriedengeben müssen, die nicht einmal die endogenen Psychosen insgesamt umfaßt, sondern nur jene relativ seltenen, vorwiegend ohne Defekt abheilenden „atypischen" Psychosen, die Episoden von Reduktion, Expansion und dynamischer Unstetigkeit in sich vereinigen. Von dieser Kerngruppe, der die im strengen Sinne *zirkulären* Psychosen und die folgenlos remittierenden *schizophrenen Episoden* angegliedert werden müßten, wären auf der einen Seite die Psychosen mit ausschließlich *depressiver* Symptomatik und auf der anderen Seite die zu *blander Entleerung* führenden Verläufe abzugrenzen. Man könnte annehmen, daß die dynamische Entleerung gelegentlich depressive Psychosen, häufiger dagegen die atypischen Psychosen kompliziert und diese meist sehr bewegten Bilder zur „typischen" Prozeßschizophrenie *ergänzt.* Bei der Mehrzahl schizophrener Verläufe spricht freilich die Entwicklung des psychopathologischen Bildes gegen einen solchen „Umweg" und für eine Zentrierung des schizophrenen Gesamtverlaufes um die dynamische Entleerung – auch unter Berücksichtigung der unstetig immer wieder einbrechenden dynamischen Störungen.

Dies sind, wohlgemerkt, Denkmöglichkeiten unter anderen möglichen Hypothesen, die das eine gemeinsam haben, daß sie sich *nicht* mit „dem" schizophrenen Prozeß in Einklang bringen lassen. Wir werden uns ihrer nicht ausdrücklich bedienen, müßten wir doch eingestehen, daß es sich um spekulative Überlegungen handelt, die nosologisch noch nichts Gültiges aussagen können. Lediglich bei der gesonderten Besprechung des *dynamischen Defektes* werden wir das Gesagte noch einmal berühren und uns im übrigen an den herkömmlichen klinisch-nosologischen Rahmen halten. Man sollte hypothetische nosologische Gruppierungen, die sich über die gewohnte Dichotomie hinwegsetzen, nicht von vornherein als indiskutabel abtun, lehrt doch die Geschichte der endogenen Psychosen, daß *Psychopathologie, Nosologie und selbst die Erbforschung bisher immer die Voraussetzungen bestätigt gefunden haben, die sie an den Gegenstand herangetragen hatten.*

## 2. Endogene Psychosen als multikonditionales Geschehen

In neuerer Zeit gewinnen die Bestrebungen an Boden, endogene Psychosen nicht als gesetzmäßig nach einem vorgegebenen Plan ablaufende Geschehnisse, sondern als Resultante eines im einzelnen oft sehr verschiedenartigen Bedingungsgesamts zu begreifen. Grundlegend für diese Forschungsrichtung, die sich nicht von ungefähr nahezu ausschließlich mit schizophrenen Psychosen beschäftigt hat, wurde die *Strukturanalyse* BIRNBAUMS und die *mehrdimensionale* Betrachtungsweise KRETSCHMERS. Die von KRETSCHMER, WINKLER, HÄFNER und WIESER vertretene mehrdimensionale bzw. funktionsanalytische Auffassung, die konstitutionspathologischen Erwägungen M. BLEULERS, nosologische Hypothesen von LLAVERO und ZUTT, schließlich auch der Standpunkt von ELSÄSSER oder manchen angloamerikanischen Klinikern (M. ROTH), die mit besonderem Nachdruck das Ineinandergreifen von Anlage und Umwelt untersuchen, stimmen, bei großen Verschiedenheiten im einzelnen, darin überein, daß zumindest die schizophrenen Psychosen als *multikonditionales* Geschehen zu untersuchen seien. RÜMKE hat sich soeben mit der Stellung einer „Konzeption der Multikonditionalität" innerhalb der KRAEPELINschen Psychiatrie beschäftigt. Eine „multifaktorielle" Betrachtungsweise in der Psychiatrie wird von ARNOLD mit pathophysiologischen Hypothesen gestützt, von MÜLLER-SUUR (1957), speziell für die Schizophrenie, aus einer formalen Analyse des psychopathologischen Aspekts entwickelt. Im Rahmen von Auffassungen, die sich am Bild der von LLAVERO ironisierten „Weckerentelechie" orientieren – gemeint ist die von äußeren Einwirkungen völlig unabhängige, gewissermaßen im voraus auf einen bestimmten Zeitpunkt festgelegte Manifestation endogener Psychosen –, wären dynamische Grundkonstellationen in die Rolle ausschließlich deskriptiver Tatbestände verwiesen. Erst bei Beachtung der *Plastizität* psychotischen Geschehens, der Anlage, der körperlichen und seelischen Einwirkungen, die die Psychose entstehen lassen und das weitere Schicksal des psychotischen Menschen bestimmen, gewinnen die Besonderheiten der dynamischen Konstellation auch in anderen Zusammenhängen, und nicht zuletzt für die Fragen des klinischen Alltags, Bedeutung.

An erster Stelle sollen berücksichtigt werden die von prägenden Erlebniszusammenhängen unabhängigen, *anlagemäßig vorgegebenen Bereitschaften*, an einer endogenen Psychose zu erkranken – Bereitschaften, die man seit den von M. BLEULER (1951) erhobenen Einwänden nicht nur von psychoanalytischer Seite mit nicht immer überzeugender, zuweilen fast weltanschaulicher Entschiedenheit zu entwerten gesucht hat. Wir sehen die Aufgabe darin, die angelegten Bereitschaften, in einer bestimmten Weise psychotisch zu werden, als *biologisch verankerte Dispositionen zu typischen Entgleisungen des dynamischen Geschehens* zu definieren. Etwas Ähnliches meint die von GRÜNTHAL (1952) ausgesprochene, allerdings noch nicht auf das dynamische Geschehen eingeengte Vermutung, die Anlage zur Schizophrenie bestehe „in einer mehr oder weniger gesteigerten biologisch fundierten Umschaltungsbereitschaft der normalen Erlebnisweise in das schizophrene Register". Die Umschaltung – im gleichen Zusammenhang spricht GRÜNTHAL auch von Fehlsteuerung – sei „ursächlich von der *körperlichen* wie von der *psychischen*, im wesentlichen *affektiven* Seite her in Gang zu setzen". Man wird dabei erwägen müssen, ob hypothetische Anlagefaktoren dieser Art, die eine durchgreifende Fehlsteuerung seelischer Dynamik vorbereiten, nicht auf ganz anderen Grundlagen beruhen als die manifeste Dynamik des normalen seelischen Lebens, die etwa einem bestimmten Temperament im Sinne der Konstitutionslehre KRETSCHMERS zugeordnet werden kann. Unter klinischen Gesichtspunkten wäre an eigenständige, aber doch als *potentielle Stufen einer progredienten Entwicklung* zusammengehörige Bereitschaften zu denken: 1. an die Bereitschaft zu dynamischer Reduktion, 2. an die Bereitschaft zu phasischem Wechsel zwischen Reduktion und Expansion mit einer Tendenz zum Unstetigwerden der Dynamik und 3. an die Bereitschaft zu dynamischer Entleerung. Der unbestrittenen prognostischen und auch der pathoplastischen Bedeutung *konstitutioneller Faktoren* würde am ehesten die Auffassung gerecht werden, daß Konstitution bzw. konstitutionell vorgegebene seelische Dynamik und die Disposition zu einer wohlcharakterisierten Fehlsteuerung des dynamischen Geschehens etwas *prinzipiell Verschiedenes* sind. Pyknomorphe und metromorphe normoplastische Konstitutionen bzw. syntone Wesensart könnten als ein *generell stabilisierender Faktor* gewertet werden, der die Autonomie endogen psychotischer Dynamik begünstigt und einer Progression des dynamischen Geschehens zu Unstetigkeit und Entleerung entgegenwirkt. Leptomorphe und insbesondere dysplastische Konstitutionen und dystone Wesensart wären generell als ein *Faktor der Instabilität* anzusehen, der die Manifestation der Bereitschaften zu dynamischer Fehlsteuerung vermehrt von äußeren Einwirkungen abhängig macht und ein Voranschreiten zu Unstetigkeit und Entleerung fördert.

Unter *somatologischen* Gesichtspunkten würde es naheliegen, die charakteristischen Entgleisungen des dynamischen Geschehens und die entsprechenden Dispositionen an diencephale, rhinencephale und mesencephale Strukturen gebunden zu denken. In der von W. R. HESS gewählten Bezeichnung „dynamogene Zone" liegt mehr als nur eine terminologische Parallele. Gäbe es die *Hirnstammtheorie* der endogenen Psychosen noch nicht, so wäre sie die notwendige Konsequenz einer dynamistischen Konzeption. Hirnanatomische Studien von MEYNERT, dem wiederum BERZE entscheidende Anregungen verdankt (vgl. BERZE, 1942/43), und, parallel zu den psychopathologischen Bemühungen BERZES, die grundlegenden somatologischen Forschungen

REICHARDTS haben die Theorie vorbereitet. Wesentlich gefördert wurde sie durch die Erfahrungen mit der Encephalitis lethargica, durch die Lehre EWALDS vom Biotonus, durch KLEIST, P. GUIRAUD, LÓPEZ IBOR, G. HUBER. Das bisher stärkste Argument fand sie in den Erfahrungen mit den Schocktherapien (EWALD, J. DELAY) und neuerdings in der Pharmakotherapie. Die stürmische Entwicklung der Neurophysiologie des Zwischenhirns und Riechhirns, speziell die Untersuchungen über das reticuläre und das limbische System (zur Einführung vgl. aus jüngster Zeit Übersichten von NIEDERMEYER, R. JUNG, LECHNER), haben im letzten Jahrzehnt zu Ergebnissen geführt, die dynamisch orientierte psychopathologische Hypothesen geradezu herausfordern. Die Therapie der endogenen Psychosen, von der im folgenden noch die Rede sein wird, hätte die Konsequenzen einer neurophysiologischen Lösung in der angegebenen Richtung schon längst vorweggenommen. Über den verbindenden Hypothesen sollte man die Kompliziertheit der gesuchten Zusammenhänge nicht unterschätzen und beispielsweise daran denken, daß es im Rahmen des von M. BLEULER beschriebenen endokrinen (hirnlokalen) Psychosyndroms elektiv durch dynamische Störungen gekennzeichnete Bilder gibt, die dennoch ganz anders aussehen als die endogenen Psychosen. Selbst wenn es gelänge, mit *neurophysiologischer* Methodik Fehlsteuerungen nachzuweisen, die den mit *psychologischer* Methodik in endogenen Psychosen nachweisbaren dynamischen Konstellationen entsprechen, wäre die Problematik der endogenen Psychosen noch nicht gelöst. Es würde sich nichts ändern an dem Worte GAUPPS (1903), man könne bis ans Ende der Welt warten, wollte man die psychischen Erscheinungen aus ihrer materiellen Grundlage begreifen. Manche wissenschaftlichen Rätsel, um die sich Generationen mühten, sind den Traumschlössern der Kindheit vergleichbar: Geben die Jahre endlich den Zugang frei, so enttäuschen sie uns durch Banalität hinter der geheimnisvollen Fassade und wir erfahren, daß die wirklichen Geheimnise woanders liegen.

Neben angelegten Dispositionen oder auch unabhängig von ihnen müssen durch *organische Schäden erworbene* Bereitschaften zu dynamischer Fehlsteuerung angenommen werden. Unter anderen Vorzeichen, nämlich bezogen auf *dynamische Reaktionstypen,* können hier die Überlegungen abgeschlossen werden, die einleitend (I, 3; III, 1) den sog. endogenen Reaktionstypen gegolten hatten. In einem weiteren Sinne gilt immer noch die vor einigen Jahren von FRANKL wiederaufgegriffene Vermutung WAGNER v. JAUREGGS, daß eine bleibende Schädigung des Gehirns das Fehlen einer hereditären Belastung vollauf ersetzen könne (1889). Die Argumente, die dafür sprechen, daß endogen psychotische Bilder unabhängig von angelegten Bereitschaften auf *erworbenen* Dispositionen beruhen können, sind bereits gewürdigt worden. Nach dem zuletzt Gesagten wäre bei den dynamischen Reaktionstypen in erster Linie an vorübergehende oder bleibende Schädigungen zu denken, die direkt oder indirekt den Hirnstamm treffen, und die dabei, wie SPECHT es fordert, nur geringe Intensität besitzen. Als Musterbeispiele können immer wieder die endogenen Bilder jeder Form bei *progressiven Paralysen* gelten und, beschränkt auf schizophrene Symptomatik, die *chronischen Alkoholhalluzinosen.* Die Monographie BENEDETTIS und die bereits erwähnte Arbeit von LLOPIS lassen deutlich werden, wie eng organischer und dynamischer Reaktionstypus bei den chronischen Alkoholpsychosen ineinandergreifen. Die Kasuistik der angelegten oder erworbenen Schäden, bei denen schizophrene Symptomatik, mutmaßlich unabhängig von einer ererbten speziellen Disposition, auftreten kann, rührt immer wieder an die Frage der gemeinsamen *Endstrecke,* in der so verschiedenartige Schädigungen, Krankheiten und Fehlbildungen wie etwa eine Kohlenoxydvergiftung, eine Temporalepilepsie, eine basale Meningoencephalitis, eine Chorea Huntington, einer Tuberöse Sklerose, ein Balkenmangel zusammenlaufen. Faßbar ist bei den hier beobachteten schizophrenen Bildern – bezeichnenderweise sprechen sie auf thymoplegische Medikamente in gleicher Weise wie sonst schizophrene Psychosen an (HEINRICH und RICHERT) – vorerst nur die von Fall zu Fall gleichartige, wohlcharakterisierte dynamische Störung, noch nicht ein gleichartiges somatisches Substrat. In grundsätzlicher Weise hat sich v. DITFURTH (1953) zum Begriff der endogenen und der exogenen Noxe geäußert. Die Annahmen, zu denen wir unter vorwiegend psychopathologischen Gesichtspunkten gelangen, lassen sich mit den mehr vom Somatologischen ausgehenden Überlegungen v. DITFURTHS, die gleichfalls auf eine multikonditionale Betrachtungsweise hinauslaufen, vorzüglich in Einklang bringen. Auch der früher (III, 1) geäußerten Vermutung, der Übergang von den ausschließlich dynamisch fundierten „endogenen" zu den „exogenen" Psychosen setze eine zusätzliche Veränderung der Wachheitsqualität und eine zunehmende Beeinträchtigung repräsentativer Funktionen voraus, ließe sich unschwer eine somatologische Hypothese zur Seite stellen, die Intensität wie Lokalisation des verursachenden Geschehens berücksichtigt und dabei, parallel den psychopathologischen Übergängen zu körperlich begründbaren Bildern, nicht nur die Schädigung subcorticaler, sondern auch corticaler Strukturen und neben funktionellen Störungen auch bleibende morphologische Veränderungen in Rechnung stellt.

Ein Problem von großer praktischer Bedeutung liegt darin, daß man gerade *den* dynamischen Reaktionstypen, die am meisten als endogene Psychosen überzeugen, am wenigsten ansehen kann, daß die Disposition zu dynamischer Fehlsteuerung *erworben* ist. Psychopathologisch gesehen, handelt es sich um *endogene Psychosen.* Der Gutachter würde in solchen Fällen zu prüfen haben – eine oft genug unlösbare Aufgabe –, ob die sich manifestierende Disposition etwa durch eine schwere Leuchtgasvergiftung, eine Gehirnkontusion, eine dystrophische Hirnschädigung erworben ist, oder ob sie als angelegt zu gelten hat. Der Gutachter wird sicherlich nicht den „Organiker", der auch cyclothyme oder schizophrene Symptomatik in entsprechend „verwaschener" Form bietet, verkennen, aber er wird vielleicht einmal einem cyclothym Depressiven oder einem Schizophrenen Unrecht tun, dessen organische Schädigung, wie das bei überzeugend endogenen Bildern zu erwarten ist, psychopathologisch weitgehend oder überhaupt unkenntlich bleibt. *Möglichkeiten,* die wissenschaftlich diskussionswürdig sind, sollten auch bei der Begutachtung berücksichtigt werden. Der Gutachter darf sich jedoch nicht in den *Akzenten* vergreifen und die Regeln, nach denen er sich richtet, aus der Erfahrung mit *Raritäten* herleiten. Als Zeugnisse eines maßvollen klinischen Standpunktes nennen wir aus jüngster Zeit Arbeiten von KOLLE („Psychosen als Schädigungsfolgen"), KLUGE und die monographische Studie von SCHRAPPE. Noch fehlt eine wesentliche Voraussetzung für die Diskussion über die dynamischen Reaktionstypen: die erneute Durcharbeitung eines in Jahrzehnten angesammelten kasuistischen Materials *ohne nosologische Voreingenommenheit.*

Mit den vorübergehenden, wenn auch im Einzelfall oft eingreifenden organischen Schädigungen, die von endogenen Psychosen überdauert werden, wird das üblicherweise als *Auslösung* erörterte Problem berührt. Es ist mit dem Problem der dynamischen Reaktionstypen eng verzahnt und derart verwickelt, daß man vorerst nur Fragen stellen kann. Die spärlichen Antworten bleiben an der Oberfläche; der Deutung eines cyclothymen oder schizophrenen Bildes bei körperlich begründbaren Psychosen als „ausgelöst" *oder* „symptomatisch" ist grundsätzlich keine Schranke gesetzt (K. SCHNEIDER, 1955). Wo ist die Grenze zwischen dynamischen Reaktionstypen und ausgelösten Psychosen, beispielsweise bei hirnatrophischen Prozessen und beim Altersabbau? Können auch *vorübergehende* organische Schädigungen, die einmal ein Entgleisen des dynamischen Geschehens bewirkt haben, eine *bleibende Bereitschaft* zu dynamischer Fehlsteuerung hinterlassen? Muß bei der Entstehung von endogenen Psychosen aus besonderen *Erlebniszusammenhängen* heraus immer nur eine *Auslösung*, d. h. ein „Angestoßenwerden" angelegter oder erworbener Bereitschaften angenommen werden? Können nicht im Sinne der psychogenetischen Theorie ganz besondere Erlebniswirkungen auch einmal *ohne* entsprechende Dispositionen die beschriebenen dynamischen Konstellationen hervorrufen und die Bereitschaft zu ähnlichen Entgleisungen hinterlassen, ganz abgesehen davon, daß von Fall zu Fall besondere seelische Bedingungen schon auf einer früheren Stufe der individuellen Entwicklung bei der Prägung derartiger Dispositionen mitgewirkt haben könnten? Kann von einer individuell verschiedenen Manifestationsbereitschaft der vorgegebenen Dispositionen ausgegangen werden? Sind gar, wie WEITBRECHT (1957/58) es in Anlehnung an die wegweisenden Gedanken des späten KRAEPELIN formulierte, die psychotischen Grundkonstellationen allgemein *„präformierte Antwortmöglichkeiten* des psychophysischen Organismus"? Läßt sich, mit anderen Worten, das Problem in der Weise vereinfachen, daß nur nach den *angelegten oder erworbenen Bedingungen* zu fragen wäre, die diese generell vorauszusetzenden Dispositionen *freisetzen* und modifizieren?

Von all dem wissen wir nichts, und nicht einmal dort, wo wir etwas wissen könnten, sind wir hinreichend unterrichtet. Wie sind die *Anlässe* beschaffen, von denen man annehmen darf, daß sie bevorzugt endogene Psychosen in Gang bringen? Sind die auslösenden Bedingungen bei Cyclothymien und schizophrenen Psychosen in typischer Weise verschieden? Die schon erwähnte Untersuchung von KORNHUBER, die in glücklicher Weise statistische Feststellungen mit individuellen Gesichtspunkten verbindet, ist mit anderen Veröffentlichungen angesichts des Umfanges der zu lösenden Aufgaben nur ein Anfang. Eine Überprüfung der Verhältnisse bei *beiden* Formenkreisen in der Hand *eines* Untersuchers wäre besonders wünschenswert. Am ehesten scheinen sich noch die auslösenden *somatischen* Bedingungen zu gleichen. Man könnte zunächst davon ausgehen, daß Schlafentzug, Intoxikationen, hormonelle Umstellungen, fieberhafte Infektionen in gleicher Weise geeignet sind, die Bereitschaften zu entzügeln, die den manifesten Cyclothymien und Schizophrenien entsprechen. Gibt es aber nicht auch hier schon Unterschiede? Wir denken daran, daß als fragliches auslösendes Geschehen somatische Einwirkungen, die seelisch erregen, auflockern, „aufputschen", ganz überwiegend am Beginn *schizophrener* Psychosen gefunden werden. Hierher gehören die Psychosen, die erstmals nach dem Gebrauch von Exzitantien bei Überanstrengung und Schlafentzug, nach ungewohntem Alkoholgenuß und auch sonst nach manchen akuten toxischen Schädigungen auftreten. Die durch äußere Einwirkungen hervorgerufene Entzügelung seelischer Dynamik wandelt sich hier kritisch zur psychotischen Unstetigkeit auf dem Boden dynamischer Expansion.

Wesentlich enger sind derartige Beziehungen, die sich nur mit psychologischer Methodik fassen lassen, beim Ingangkommen endogener Psychosen unter der Einwirkung besonderer *psychischer* Bedingungen. Es geht in diesem Zusammenhang um Probleme, für die v. BAEYER (1957[c]) einen übergeordneten Gesichtspunkt fand, als er der Frage nach dem *Dasein* und dem *Sosein* der Psychose (K. SCHNEIDER) die Frage nach ihrem *Jetztsein* zur Seite stellte, um Fragen, die schon von JASPERS am Modell „reaktiver" Psychosen aus dem schizophrenen Formenkreis erörtert und in den Grenzen der Unterscheidung von kausalen und verständlichen Zusammenhängen beantwortet worden sind. Man sollte sich vorerst mit den auch hier noch keineswegs ausgeschöpften Möglichkeiten empirischer Forschung begnügen und im übrigen immer wieder bedenken, daß mit „Auslösung", „Psychogenese" und anderen womöglich nur vorläufigen Begriffen lediglich Teilaspekte eines äußerst verwickelten Problemzusammenhanges bezeichnet werden, der unmöglich von einem einzigen Standpunkt aus übersehen werden kann. Auch die gesichtspunktmäßige Unterscheidung von somatischen und psychischen Faktoren bleibt im Einzelfall oft genug unverbindlich. Lassen sich, um nur eine wichtige Frage herauszugreifen, die bisherigen Feststellungen über die gefährdenden psychischen Konstellationen bereits unter einheitlichen Gesichtspunkten zusammenfassen? Neuere Erfahrungen bei depressiven Psychosen legen die Annahme nahe, daß die besondere Richtung der Erlebnisdynamik eine wichtige Rolle spielt. Bedrückende, tief bekümmernde Widerfahrnisse mit Endgültigkeitstönung, die das gesamte Erleben überschatten und den Werthorizont kritisch einengen, scheinen in erster Linie geeignet zu sein, *depressive* Psychosen in Gang zu bringen. Mit WEITBRECHT sehen wir in einem schwer darniederdrückenden Kummer etwas anderes als nur einen „sinnblinden Affektschlag". Die Erfahrungen bei *schizophrenen* Psychosen sind noch wesentlich umfangreicher, wobei es nicht ganz unwesentlich ist, daß die einschlägige Kasuistik überwiegend zur Begründung eines ganz bestimmten nosologischen Standpunktes für einen ganz bestimmten Zweck, nämlich den Nachweis der Psychogenese, gesammelt worden ist. Häufig werden Konstellationen beschrieben, die übereinstimmend durch eine oft über lange Zeit hin ansteigende dynamische Spannung und das labile Gleichgewicht sich in scharfem Kontrast widerstrebender Kräfte gekennzeichnet sind. Mit einer kritischen Entordnung der bis dahin strukturell beherrschten Spannungen pflegt die schizophrene Psychose im Unstetigwerden der seelischen Dynamik, auf einem zumeist erhöhten dynamischen Ausgangsniveau, einzusetzen. Die *Inhalte*, an denen sich im Einzelfall die dynamische Konstellation entwickelt, sind von untergeordneter Bedeutung. Von *spezifischen* Keimsituationen sollte man, ganz abgesehen von der Fragwürdigkeit des Begriffes „spezifisch" im seelischen Bereich, nicht sprechen, wenn man, wie jüngst MATUSSEK in Anlehnung an v. BAEYER, in der mißglückten menschlichen Begegnung doch nur *eine* unter anderen „Ausgangssituationen" beschreibt. Für einen konsequent dynamistischen Standpunkt, der allerdings zu einer etwas anderen Betrachtungsweise führt als die von der analytischen Begriffsbildung beherrschte „psychodynamische" Methode, gilt es in diesem Zusammenhang, sich von allen inhaltlichen Bindungen zu lösen und das übergeordnete Gemeinsame zu suchen. Es darf in seelischen Bedingungen vermutet werden, die in besonderem Maße zu einem *Einbruch dynamischer Unstetigkeit* disponieren. Eine schleichend vorbereitete Überspannung gegensätzlicher Kräfte oder eine fundamentale Erschütterung des Wertgefüges als unmittelbare Erlebniswirkung können möglicherweise zum gleichen Resultat: der typischen Entgleisung des dynamischen Geschehens führen. So gesehen, gibt es sicher eine ganze Reihe typischer Ausgangssituationen. Sie werden bei den beiden *Geschlechtern* und in jedem *Lebensalter* anders beschaffen sein. Die erotischen und religiösen Konflikte im Beginn schizophrener Psychosen, auf die KRETSCHMER mit Recht großen Wert legt, verlieren auf der Höhe des Lebens mit bestimmten, und insofern wieder typischen Ausnahmen, ihre anfänglich beherrschende, ausschließliche Bedeutung, um allerdings gerade mit dem Älterwerden oft wieder schmerzlich aufzubrechen. Die Bedrohung durch Vereinsamung, durch eine radikale Umgestaltung der altgewohnten Lebensverhältnisse, Auseinandersetzungen um Rangordnung und Wohnordnung (ZUTT) gewinnen daneben beim älteren Menschen an Gewicht. Rechnet man mit der Möglichkeit einer psychischen Provokation schizophrener Psychosen, so wird man auch an die besonderen Gefahren einer vorzeitig abgebrochenen oder sonstwie mißlungenen Psychotherapie seelischer Fehlhaltungen denken, die zunächst die Spannungen gesteigert, Widersprüche aufgerissen, den Ausgleich aber versagt hat.

## 3. Zur Problematik des schizophrenen Residualzustandes

Hinter den vielgestaltigen klinischen Problemen der *defektuös* schizophrenen Psychosen, hinter den *„Residuen"* des „lebendigen Prozesses" (JESSEN, 1838), deren Erörterung einer gesonderten Veröffentlichung über schizophrene Verläufe vorbehalten bleiben soll, steht die Frage nach dem Wesen der *dynamischen Entleerung*. Von ihr war gesagt worden, sie werde bereits unmittelbar jenseits der spurlos abklingenden psychotischen Episoden als Grundlage der mit erneuter psychotischer Bewegung auftretenden Desintegration bedeutsam und spiele auch weiterhin als Grundgeschehen in allen defektuösen Verläufen eine entscheidende Rolle. Der erste Schritt zur Beantwortung der Frage nach dem Wesen des dynamischen Geschehens in defektuösen Psychosen wird mit der Überlegung getan, welcher *Unterschied* zwischen der dynamischen Entleerung in *schizophrenen Verläufen* und in *chronischen körperlich begründbaren Psychosen* bestehe. Hier einen grundlegenden Unterschied vorauszusehen, war uns lange Zeit selbstverständlich. Erst als wir uns eingehend mit Endzuständen schizophrener Psychosen nach jahrzehntelangem Verlauf befaßten und nicht selten, zunehmend häufiger im höheren Alter, auf Beobachtungen stießen, die bei bestem Willen nicht von einer organischen Persönlichkeitsveränderung zu unterscheiden waren, wurde uns die bisherige Überzeugung zweifelhaft. „Gewiß gibt es im ‚Endzustand' befindliche Schizophrene, die zu irgendeiner Stunde intellektuell überraschen. Aber es gibt auch viele, etwa hebephrene Defekte, die eben einfach dement geworden sind" (K. SCHNEIDER, 1959). Auf die Gemeinsamkeiten zwischen „orbitalen und hebephrenen Verhaltensweisen" hat ausdrücklich W. KLAGES hingewiesen. Wenn auch bei der überwiegenden Mehrzahl der Beobachtungen die immer noch nachweisbare schizophrene Symptomatik unschwer eine Unterscheidung erlaubt, oder in anderen Fällen die dynamische Entleerung, die zunächst ebenso zu einem rein organischen Bild gepaßt hätte, unter der Belastung einer längeren Exploration ihre scheinbare Einförmigkeit verliert und mimischer und sprachlicher Ausdruck schizophren werden, so lassen doch die Ausnahmen an die Möglichkeit denken, daß tatsächlich die *dynamische Entleerung hier wie dort grundsätzlich gleich geartet* ist. Selbst CONRAD, der die Veränderungen des schizophrenen „Residualzustandes" als „Reduktion des energetischen Potentials" beschreibt und dabei besonderen Nachdruck auf das *Spezifische* der schizophrenen Residualstörung legt, muß feststellen, daß die Reduktion den Charakter einer „hirnorganisch bedingten Störung" trage und dem „stirnhirnbedingten Antriebsverlust auffällig ähnlich" sei. Hochbedeutsam sind in diesem Zusammenhang die Ausführungen von STERTZ über die *Hirnstammdemenz* und die sie kennzeichnende „Senkung des allgemeinen seelischen Energieniveaus". Im Rahmen eines sehr bemerkenswerten, leider nie detailliert ausgeführten Entwurfs sucht STERTZ in Gestalt des von ihm herausgearbeiteten Zwischenhirnsyndroms das *Gemeinsame* bei manchen groborganischen Schädigungen durch Zwischenhirntumoren, Paralysen, Encephalitiden, bei organisch-funktionellen Grenzzuständen, wie dem Syndrom des „vorzeitigen Verbrauchtseins", bei endogenen Psychosen, vor allem dem schizophrenen Defekt, und schließlich auch bei manchen psychopathischen Persönlichkeiten und normalpsychologischen Persönlichkeitsvarianten zu erfassen. Weitere Belege für die Auffassung, daß zwischen der dynamischen Entleerung in defektuös schizophrenen Verläufen und in chronischen körperlich begründbaren Psychosen kein grundsätzlicher Unterschied besteht, ließen sich in größerer Zahl zusammenstellen. Der Hinweis mag genügen, daß schon KAHLBAUM (zit. nach HECKER, 1871 [b]) in seinen Vorlesungen darauf aufmerksam gemacht hat, daß ein rapide fortschreitender Blödsinn bei allen sonstigen Verschiedenheiten nicht nur für die allgemeine Paralyse charakteristisch sei, sondern auch die *Hebephrenie* kennzeichne. Man muß sich an die Definition erinnern, die KRAEPELIN von der „Dementia" praecox gibt, um zu wissen, daß die Termini „Blödsinn", „geistige Schwäche" im Gebrauch der älteren Psychiatrie einen ganz besonderen, *dynamischen* Sinn haben.

Die Annahme, die dynamische Entleerung stelle ein zwar obligates aber durchaus unspezifisches Charakteristikum schizophrener Defektzustände dar, zwingt dazu, bei Überlegungen über die Herkunft der dynamischen Insuffizienz eine Reihe von Möglichkeiten zu berücksichtigen, von denen die bei weitem gängigste, die Einbuße an Dynamik sei ausschließlich das *Resultat eines schizophrenen Krankheitsprozesses,* nicht einmal die überzeugendste ist. Da wir von Überlegungen über das Wesen der Entleerung in defektuös schizophrenen Verläufen ohnedies noch keine gesicherten Erkenntnisse, sondern bestenfalls die Anregung zu neuen Fragestellungen erwarten dürfen, zögern wir nicht, eine durchaus unübliche Annahme, von der zu hoffen ist, daß sie beunruhigen, auflockern, anregen wird, in den Mittelpunkt zu stellen. Es ist die unter nosologischen Gesichtspunkten (IX, 1) bereits berücksichtigte Denkmöglichkeit, daß die *dynamische Entleerung in defektuös schizophrenen Psychosen nicht nur psychopathologisch, sondern auch nosologisch vieldeutig* und bei aller Affinität zu defektuös schizophrenen Verläufen *keineswegs an schizophrene Psychosen gebunden* ist. Klinisch-psychopathologisch gesehen, manifestiert sich die Entleerung im Verlauf oder nach dem Abklingen des produktiv psychotischen Geschehens, so daß die herrschende Meinung, die dynamische Insuffizienz sei das zwar keineswegs regelmäßig, aber doch in der Mehrzahl der Fälle erreichte Endstadium eines einheitlichen Krankheitsprozesses, durchaus plausibel erscheint. Daneben mag allenfalls noch berücksichtigt werden, daß die Entleerung nicht in jedem Fall endgültig ist, sei es, daß sie durch die von der Psychose geschaffene besondere Erlebniskonstellation nur vorgetäuscht war, oder daß auch auf der biologischen Ebene eine Restitution möglich ist. Eine völlig andere Problemlage ergibt sich, wenn man annimmt, daß die *dynamische Entleerung grundsätzlich unabhängig ist vom Verlauf schizophrener Psychosen.* Die klinische Tatsache, daß bei der Mehrzahl schizophrener Verläufe ein energetischer Potentialverlust deutlich wird, ließe sich unter dieser Voraussetzung auch so deuten, daß nicht die dynamische Insuffizienz durch die schizophrene Psychose entsteht, sondern umgekehrt der defektuöse Verlauf die dynamische Insuffizienz voraussetzt. Als das *Paradoxon des vorauslaufenden Defektes* soll diese These im folgenden skizziert und zur Diskussion gestellt werden.

Zunächst wäre zu prüfen, ob die klinische Erfahrung, daß die dynamische Entleerung im Verlauf oder nach dem Abklingen manifester Psychosen in Erscheinung tritt, nicht in manchen Fällen auch so ausgelegt werden könnte, daß die *Psychose eine seit jeher bestehende dynamische Insuffizienz aufdeckt.* Wenn man auch kaum schon von einer Regel sprechen kann, darf doch davon ausgegangen werden, daß es weniger die aktiven, emotional bewegten, vitalen Naturen sind, die später schizophren erkranken und schizophren „verblöden", sondern eher farblose, verhaltene, schwunglose, in ihrer Vitalität gefährdete Menschen. Schon HECKER meinte von den Hebephrenen, es seien meist Individuen, „die durch irgend welche bekannte oder unbekannte Verhältnisse ... in ihrer körperlichen und namentlich in ihrer geistigen Entwicklung von früh auf etwas zurückgeblieben sind. Eine gewisse Beschränktheit, Trägheit und Unfähigkeit zu geistiger Arbeit macht sich schon in der Kindheit geltend." Gewiß darf man das Paradoxon des vorauslaufenden „Defektes" nicht ganz wörtlich nehmen. Man sollte aber doch sehr eingehend prüfen, ob der als Residuum gewertete Potential„verlust", die dynamische „Entleerung" nicht in zahlreichen Fällen seit jeher bestanden haben – so wie erst der Einsturz eines Gebäudes die Aufmerksamkeit darauf lenkt, daß die Fundamente nicht tragfähig gewesen waren. Die Erziehung durch Elternhaus, Schule, Beruf, aber auch die Kraft eigenen Wollens, das seine Reichweite überschätzt, können insbesondere bei guter Intelligenz menschliche Fassaden errichten, die gelegentlich wirklichen Wert besitzen und ein ganzes Leben überdauern können, wenn auch ein Mißverhältnis zwischen Anspruch und tragender Substanz ständige Gefährdung bedeutet. Zerbricht in der Psychose die *Form, die nicht aus sich selbst gewachsen war,* so stellt sich heraus, daß die Kraft fehlt, um die Bruchstücke wieder zusammenzufügen oder neu zu ordnen.

In anderen Fällen bedeutet die *Entleerung gegenüber den dynamischen Grundlagen der Ausgangspersönlichkeit tatsächlich etwas Neues.* Sobald man den energetischen Potentialverlust unabhängig von einem schizophrenen Prozeßgeschehen sieht, begegnet man ihm bemerkenswert häufig. Schon im normalen Entwicklungsablauf gibt es Phasen, in denen die Dynamik bei manchen Menschen kritisch absinkt, so am Ende der Pubertät, am Übergang vom 3. zum 4. Lebensjahrzehnt, im Klimakterium und in den Jahren der Rückbildung. Ein *Versickern der strömenden Energie auf freier Strecke* (KRETSCHMER, 1934, 1949) kann die Ausgangspersönlichkeit in erschrekkender Weise verändern, ohne daß man schon von einer Krankheit sprechen könnte. In anderen Fällen, die ganz ähnlich aussehen, läßt sich eine *organische Schädigung* vermuten oder wahrscheinlich machen. KRETSCHMER hat sich eingehend mit dem vitalen Tonusverlust und seinen Beziehungen zu psychopathischen Varianten und psychotischen Entgleisungen beschäftigt. Die Klinik berücksichtigt die Zusammenhänge zwischen dynamischer Entleerung und schizophrenen Psychosen, wenn sie angesichts des Erlahmens und Versagens vielversprechender jüngerer Menschen, die unbegreiflich träge, langweilig und indolent werden, auch ohne den Nachweis schizophrener Symptomatik die Frage stellt, ob es sich nicht um eine sehr blande und bisher unerkannt verlaufende Schizophrenie handelt. Auch im *depressiv gefärbten Vorstadium* zahlreicher schizophrener Psychosen verrät sich bei näherem Zusehen die dynamische Entleerung. Depressive Bilder, die psychopathologisch unbedenklich als cyclothyme Depressionen angesprochen werden könnten, kommen als „Trema" eines später schizophrenen Verlaufes vor, zählen aber doch zu den Ausnahmen. Die psychopathologische Analyse schizophrener Residualzustände wird sich nicht zuletzt mit den Bedingungen zu befassen haben, unter denen eine *vorgegebene oder vorauslaufende dynamische Insuffizienz zunächst verdeckt* bleiben kann, Bedingungen, deren Kenntnis das katastrophale Ausmaß der späteren Persönlichkeitsveränderung in manchen Fällen dem Verständnis näher bringt. Die Annahme, daß die dynamische Entleerung oftmals der manifesten Psychose vorausläuft, schließt im übrigen die Möglichkeit nicht aus, daß sich die vorauslaufende Insuffizienz in der Psychose weiter vertieft oder daß in anderen Fällen, der herrschenden Auffassung entsprechend, die Entleerung erst im Beginn oder im Verlauf der Psychose in Gang kommt.

Was bisher über die vorgegebene und die erworbene dynamische Insuffizienz gesagt wurde, bezieht sich auf einen letztlich biologisch fundierten Sachverhalt. Die Frage ist, ob damit schon alle Möglichkeiten berücksichtigt sind. Bedenkt man, daß es gelegentlich aus *lebensgeschichtlichen,* nicht psychotischen Bedingungen schwerste Erschütterungen des Wertgefüges gibt, die den natürlichen Schwung und die Spannkraft eines Menschen für immer lähmen, so wird man erwägen müssen, ob analoge Zusammenhänge nicht auch einmal zwischen der seelischen Erschütterung aus *psychotischen* Bedingungen und der in ihrem Gefolge sich manifestierenden Insuffizienz bestehen könnten. Wir berühren damit ein Problem, dessen eigentliche Bedeutung außerhalb der Psychopathologie der endogenen Psychosen liegt und das vor allem bei der gutachtlichen Würdigung der Nachwirkungen extremer seelischer Belastungen Beachtung fordert. Die Frage, auf welchem Wege seelische Belastungen von ungewöhnlichem Ausmaß oder ungewöhnlicher Dauer eine irreversible Schädigung seelischer Dynamik bewirken können – daß dergleichen zwar sehr selten, aber doch *möglich* ist, kann kaum mehr bezweifelt werden –, ist eher noch rätselvoller als die bleibende Insuffizienz, die auf einen *biologisch* gedachten und auf der biologischen Ebene wirkenden psychotischen Einbruch bezogen werden muß. Inexplizit taucht die Frage auf in manchen der von E. Straus (1930) vorbereiteten einschlägigen Veröffentlichungen aus jüngster Zeit (v. Baeyer, Kolle, H. Strauss, Venzlaff), die besonderen Nachdruck auf die *Adynamie* im Gefolge des erlebnisbedingten Persönlichkeitswandels (Venzlaff) legen, ohne den Zusammenhang zwischen der gewaltsamen Behinderung der jugendlichen Wertentfaltung und einer bleibenden emotionalen Verkümmerung, zwischen dem Zerbrechen des vollentwickelten Werthorizontes und einem chronischen adynamischen Versagen schon hinreichend klären zu können.

Wenden wir uns wieder der biologisch fundierten dynamischen Entleerung in schizophrenen Verläufen zu, so wäre zu prüfen, wie die *Beziehungen zwischen* (anlagemäßig vorbereiteter oder erworbener) *Entleerung und dynamischer Unstetigkeit* im einzelnen beschaffen sind. Die vorauslaufende dynamische Insuffizienz könnte ein Entgleisen des dynamischen Geschehens, insbesondere ein Unstetigwerden der Dynamik erleichtern; dem dynamischen Geschehen, das sich bis zur Unstetigkeit „verirrt", könnte die Tendenz innewohnen, in bleibende dynamische Insuffizienz auszumünden. Die Beziehungen sind vermutlich sehr eng. Wenn auch die „Insuffizienzhypothese" allein nicht ausreicht, so soll doch nicht übersehen werden, daß sich der früher (VI, 3) kritisierte Versuch, die Symptomatik schizophrener Psychosen primär aus dem Erlahmen der Dynamik abzuleiten, dort, wo er begründet ist, nachdrücklich auf das Paradoxon des vorauslaufenden Defektes berufen könnte. Unter nosologischen Gesichtspunkten wurde bereits darauf hingewiesen (IX, 1), daß es trotz der engen Beziehungen, die die dynamische Entleerung gerade zu den schizophrenen Psychosen besitzt, denkbar wäre, daß der dynamische Defekt nicht nur schizophrene Bilder, sondern gelegentlich auch Psychosen des thymopathischen Formenkreises kompliziert. Das Resultat wären auf der einen Seite typische Prozeßschizophrenien, auf der anderen Seite chronische Psychosen mit verwaschen cyclothymer Symptomatik. Die *dynamische Entleerung scheint die psychopathologische Symptomatik beider Formenkreise einander anzunähern.* Die bekannten Schwierigkeiten bei der Abgrenzung der *Alterspsychosen* endogenen Gepräges könnten mit der so bewirkten Angleichung zusammenhängen.

Bei dem durchaus hypothetischen Charakter des Gesagten wäre eine Überprüfung der eigenen Auffassung an Hand von klinischen Untersuchungen besonders wünschenswert. Unter den wenigen einschlägigen Veröffentlichungen der letzten Jahre verdient in diesem Zusammenhang die sehr gründliche Monographie von G. Huber Beachtung, die das Problem des schizophrenen Defektes auf eine neuartige Weise, nämlich mit Hilfe des pneumencephalographischen Befundes, und zugleich ganz im Sinne der somatologisch verstandenen klassischen Prozeßhypothese, zu lösen sucht. Bei seinen encephalographischen Untersuchungen an schizophrenen Patienten fand Huber, der, anders als frühere Untersucher (Jacobi und Winkler, Lemke u. a.), besonderen Nachdruck auf die Erweiterung der inneren Liquorräume in der Umgebung der basalen Ganglien des Zwischen- und Endhirns legt, eine auffällige Übereinstimmung zwischen dem Ausmaß der so ermittelten subcorticalen Atrophien und der Ausprägung der schizophrenen Persönlichkeitsveränderung. Der Heterogenität des schizophrenen Defektes und der organischen Demenz entspricht nach Huber auf der somatologisch-pneumencephalographischen Seite eine unterschiedliche Topik der hirnatrophischen Veränderungen. „Bei der Schizophrenie steht eine subcorticale und meist nicht sehr hochgradige, bei der organischen Demenz eine corticale, gewöhnlich ausgeprägte und diffuse Atrophie im Vordergrund.“ Huber ist vorsichtig genug, mehrere Deutungsmöglichkeiten anzubieten, entscheidet sich aber dann doch dafür, die Befunde als der endogenen Psychose zugehörige Veränderungen aufzufassen: Es könne sich sowohl um eine anlagebedingte Hirnhypoplasie als auch um einen prozeßbedingten Hirnschwund oder schließlich um eine Kombination beider Möglichkeiten: die vorzeitige Atrophie primär hypoplastischer Systeme handeln. „Wir nehmen also“, schreibt Huber, „bei der Mehrzahl der Schizophrenien mit pathologischen pneumencephalographischen Veränderungen einen prozeßbedingten, an bestimmte Systeme gebundenen Hirnschwund an und stellen uns vor, daß bei einem Teil der Schizophrenien die zugrundeliegende Somatose zu einer Hirnatrophie führt.“ Die Befunde sind „*Prozeßzeichen im Sinne hirnatrophischer Veränderungen* und ein Symptom einer noch unbekannten Gehirnkrankheit Schizophrenie“.

Die Untersuchungen Hubers, die ungeachtet der Streitfrage, inwieweit die pneumencephalographischen Befunde wirklich etwas über Struktur und Funktion des Parenchyms aussagen (D. Müller, Grünthal) und wo die Grenze zwischen hirnatrophischen Hypochondrien und Körperschizophrenien liegt (Schimmelpenning), mit dem Nachweis einer Korrelation zwischen Erweiterung der inneren Liquorräume und Ausmaß der schizophrenen Persönlichkeitsveränderung die Erforschung des schizophrenen Residualzustandes wesentlich gefördert haben, scheinen auf den ersten Blick den oben geäußerten Vermutungen jede Grundlage zu entziehen. Aber auch hier wieder zeigt sich, daß alles davon abhängt, welche *Vorentscheidung* man trifft. Versteht man, anders als HUBER, den Schizophreniebegriff ausschließlich psychopathologisch und hält sich nosologisch vorerst alle Möglichkeiten offen, dann kann man die Befunde HUBERS, die das *Postulat der schizophrenen Somatose* stützen sollen, genau so gut als *Argument für die multikonditionale Genese schizophrener Psychosen* werten (wenn man nicht das Problem auf eine ganz andere Ebene verschieben und mit NAGY die pneumencephalographischen Befunde auf den ständigen emotionalen Stress in langdauernden Krankheitsverläufen beziehen will). Die Erweiterung des 3. Ventrikels und der basalen Teile der Seitenventrikel, die, bei allen Vorbehalten gegen ihre Bedeutung im Einzelfall, bei der Auswertung eines größeren Krankengutes eben doch als Hinweis auf die *Funktion* genommen werden darf (HUBER, 1958), könnte Ausdruck einer *Diencephalopathie* sein, die nur mittelbar etwas mit dem „psychischen Prozeß" Schizophrenie zu tun hat (JANZARIK, 1957[c]). Als *angelegte Anomalie* wie als *Resultat erworbener Schädigung* könnte eine solche Diencephalopathie eine Disposition darstellen unter anderen Bedingungen, die geeignet sind, ein Entgleisen des dynamischen Geschehens vorzubereiten. Insbesondere wären Zusammenhänge anzunehmen zwischen der pneumencephalographisch wahrscheinlich gemachten Diencephalopathie und der *dynamischen Entleerung*, die in den schizophrenen Residualzuständen, aber nicht nur hier, eine entscheidende Rolle spielt.

## 4. Bemerkungen zur Somatotherapie und Psychotherapie der endogenen Psychosen

Die Therapie der endogenen Psychosen hat seit der Einführung der Schockverfahren, der Pharmakotherapie und der Wiederbelebung der Psychotherapie einen ungeahnten Aufschwung genommen. Erstaunlich bleibt das Mißverhältnis zwischen dem außerordentlichen Umfang der praktischen Erfahrung, dem unbestreitbaren Erfolg der rein empirisch begründeten oder auf irrigen Hypothesen fußenden therapeutischen Praxis und dem geringen Erkenntnisgewinn. „Gegenwärtig können wir nur sagen, daß wir rein empirisch Krankheiten unbekannter Ätiologie mit Methoden wie die Schockbehandlungen angehen, deren Wirkung ebenso in mystisches Dunkel gehüllt ist" (KALINOWSKY u. HOCH in der Übersetzung von H. KRANZ u. H. VIEFHUES). Eine wissenchaftlich begründete Therapie, die sich auf die eigenen Grundlagen besinnt, hätte noch weit mehr Voraussetzungen zu berücksichtigen als die gewiß schon voraussetzungsvolle Nosologie der endogenen Psychosen. Da ihr ein Übermaß an Ungewißheit den Weg zum Handeln versperren müßte, ist die Unbefangenheit, die den überzeugten Therapeuten scheinbar wohlbekannte Krankheiten mit wohlbekannten Techniken behandeln und den Erfolg mit allen Errungenschaften der statistischen Methode bestimmen und vergleichen läßt, unter *praktischen* Gesichtspunkten durchaus zu begrüßen. An die *wissenschaftliche* Diskussion therapeutischer Probleme müssen strengere Forderungen gestellt werden. Eigene Überlegungen (1954), ob die thymoplegische Therapie bei endogenen Psychosen „symptomatisch" oder „nosotrop" wirke, gelten uns heute als voreilig und terminologisch überholt durch die von hypothetischen Hilfskonstruktionen freie Unterscheidung von *mittelgebundener* und *mittelüberdauernder* Wirkung (v. BAEYER, 1959). Selbst gegen die Formulierung, die somatischen Behandlungsverfahren wirkten *nicht spezifisch*, hätten wir, obgleich wir der Auffassung M. Bleulers der Sache nach zustimmen, Bedenken, da schon in der Charakterisierung einer Therapie als „unspezifisch" eine ganz bestimmte nosologische Vorentscheidung enthalten ist. Dem wissenschaftlichen Fragen bleibt dabei noch genug Spielraum. Auf der einen Seite gilt es, die somatische Wirkungsweise zu erfassen. Auf der anderen Seite sind in der Richtung der von v. Baeyer eingeführten Unterscheidung psychische *Eigenwirkung* und *klinischer Effekt* der Therapie zu bestimmen, wobei neben differenzierten psychopathologischen Untersuchungen nach Art der von v. Baeyer und Weitbrecht vorgelegten Studien gelegentlich auch die Empirie durch die prägnante Vereinfachung komplizierter Zusammenhänge richtunggebend werden kann. Die von den therapeutischen Erfahrungen angeregten Hypothesen haben eine Theorie der endogenen Psychosen vorbereitet. Eine Theorie der Therapiewirkung bei endogenen Psychosen wäre erst der zweite Schritt.

Die Undurchsichtigkeit des therapeutischen Prinzipes zwingt zu einem empirischen Vorgehen. Auch der im folgenden angedeutete Versuch, die Therapie an den in endogenen Psychosen vorgefundenen dynamischen Konstellationen zu orientieren, ist empirisch gemeint. Er folgt der früher ausgesprochenen Vermutung, daß die *Vorzugsrichtung therapeutischer Wirksamkeit bereits in der Eigenwirkung eines Behandlungsverfahrens vorgezeichnet* sei (1954), dergestalt, daß beispielsweise die dynamische Reduktion am ehesten auf ein Verfahren anspricht, das seiner Eigenwirkung nach das energetische Niveau anhebt, das anregt, auflockert, stimuliert, während die dynamische Unstetigkeit eine stabilisierende Therapie fordert. Wie wir seinerzeit am Beispiel der Chlorpromazinbehandlung zu zeigen suchten, läßt sich die Eigenwirkung psychotroper Substanzen – *nicht* die der Schockverfahren – hinreichend bestimmen und therapeutisch ausnützen. Schwierigkeiten dagegen ergeben sich in der therapeutischen Praxis bei der Bestimmung der dynamischen Konstellation. Gerade als Argument *gegen* den eigenen Ansatz dürfen sie nicht verschwiegen werden: Der Versuch, die psychopathologische Symptomatik der endogenen Psychosen vier dynamischen Grundkonstellationen zuzuordnen, läßt sich nicht ohne Zwang durchführen. Es gibt zwar Fälle, die die beschriebenen Konstellationen prägnant repräsentieren und die zugleich als Idealtypen der zugehörigen klinischen Krankheitsformen gelten können, doch diese reinen Fälle sind in der Minderzahl. Wir erinnern daran, daß komplexe Konstellationen vorkommen, daß die Reduktion in zahlreichen Depressionen durch ängstliche Erregung aufgelockert wird, daß die Darstellung der als „Unstetigkeit" beschriebenen Konstellation in floriden schizophrenen Psychosen durch die Berücksichtigung des jeweiligen dynamischen Niveaus ergänzt werden muß, und daß auch sonst nach vorwiegend quantitativen Maßstäben ubiquitäre und uncharakteristische dynamische Besonderheiten zu beachten sind, die unabhängig von der jeweiligen Eigenart der dynamischen Grundkonstellationen bleiben. Die *motorische* Unruhe Depressiver, die äußere Erstarrung Schizophrener erlauben noch keinen Schluß auf die jeweilige Eigenart der *seelischen* Dynamik. Bei manchen Beobachtungen, etwa kataton stuporösen Bildern, werden Aussagen über die dynamische Konstellation überhaupt fragwürdig.

Trotz dieser und anderer möglicher Einwände halten wir an den vier Grundkonstellationen fest. Wir sind überzeugt von der Fruchtbarkeit eines Ansatzes, der das dynamische Geschehen als Grundlage nimmt und von hier aus Psychopathologie, Nosologie und Therapie der endogenen Psychosen einer einheitlichen Betrachtungsweise unterwirft. Ein dynamistischer Ansatz ist zwar schon längst vorbereitet gewesen und in neuerer Zeit wiederholt der Psychopathologie empfohlen worden. Er steht jedoch dem wissenschaftlichen Bewußtsein immer noch so fern, daß der Versuch, ihn anzuwenden, den Sachverhalt simplifizieren und auf das Wesentliche einengen muß, wenn er verstanden werden will. Die kunstgeschichtlichen Ordnungen werden auch nicht entwertet durch die Feststellung, daß die Werke, die den Stil einer Epoche in klassischer Form repräsentieren, selten sind, und daß es im übrigen unendlich viele Stilvarianten, Übergänge, Mischungen, und auch Stilwidrigkeiten und Monstrositäten gibt. Offen bleibt die Frage, ob die von uns beschriebenen dynamischen Grundkonstellationen auch schon richtig gesehen sind. Es ist durchaus möglich, daß schon bald Korrekturen angebracht werden müssen.

Die therapeutische Empirie muß sich ständig den Varianten psychotischer Dynamik anpassen. Aufschlußreich sind die Erfahrungen mit der Pharmakotherapie, die erst von dem Zeitpunkt ab Überzeugendes geleistet hat, als es, zunächst mit thymoplegischen Substanzen, gelang, elektiv in die psychotische Dynamik einzugreifen. Hält man sich an die empirischen Zusammenhänge zwischen Eigenwirkung der Therapie und Beeinflußbarkeit der psychotischen Dynamik, so verlieren die Diagnosen an Bedeutung. In ähnlicher Weise sah sich FREYHAN zu einer „doppelten Buchführung“ genötigt, als er der Pharmokotherapie empfahl, in erster Linie auf „Zielsymptome“ zu achten. Es zeigt sich beispielsweise, daß nicht nur manische Psychosen, sondern auch schizophrene und depressive Bilder auf Chlorpromazin, Reserpin, Perphenazin und andere Thymoplegica ansprechen, sofern ängstliche Erregung wie bei agitierten Depressionen, oder eine Anhebung des dynamischen Niveaus und Unstetigkeit wie bei floriden Wahnpsychosen im Vordergrund stehen. Ebensowenig scheint auf der anderen Seite die gegenläufige, thymoleptische Wirksamkeit (SCHMIDLIN) von Imipramin oder von Iproniazid an die üblichen diagnostischen Einheiten gebunden zu sein. Aufschlußreich sind in diesem Zusammenhang die Erfahrungen, die W. SCHMITT bei der Therapie mit Imipramin gesammelt hat. Gehemmte vital depressive Kranke, deren Qual durch Thymoplegica oft nur vermehrt wird, sprechen hier am besten an; ebenso sieht man Erfolge bei dynamischer Entleerung in blanden schizophrenen Verläufen und selbst bei nicht psychotischen adynamischen Versagenszuständen und depressiven Verstimmungen. Vernachlässigt man die dynamische Konstellation, so kann man gerade mit solchen thymoleptischen Substanzen Überraschungen erleben: Schizophrene Psychosen flackern plötzlich wieder auf, die Agitiertheit depressiver Kranker verstärkt sich, bei Depressionen des Rückbildungsalters, die weder vorher noch nachher schizophren wirken, kann, wie wir das unter Iproniazid sahen, eine Wahnstimmung auftreten oder können sogar akustische Halluzinationen provoziert werden. Die therapeutische Wirksamkeit der thymoplegischen wie der thymoleptischen Substanzen scheint wesentlich davon abzuhängen, ob sie das dynamische Geschehen zu *stabilisieren* und das energetische Niveau *beständig* zu senken oder anzuheben vermögen, was z. B. mit den Weckaminen, die dementsprechend auch bei der Therapie der Depressionen versagt haben, nicht gelingt. Der stabilisierende Effekt erlaubt eine Anwendung thymoplegischer Medikamente bei der Mehrzahl psychotischer Bilder. Oft ist allerdings nur ein Teilerfolg zu erwarten, da die Senkung des energetischen Niveaus, die häufig nach der Stabilisierung zum Vorschein kommt, eine andere therapeutische Komponente verlangt. Bei der Entwicklung neuer Pharmaca für die psychiatrische Therapie werden sich vor allem solche Substanzen empfehlen, die elektiv *thymotrop* und dabei so *kontinuierlich* wirken, daß sie eine Konsolidierung des dynamischen Geschehens auf dem therapeutisch erstrebten Niveau erlauben. Von hier aus ließe sich eine Brücke schlagen zu vorwiegend somatologisch orientierten Untersuchungen, die sich gleichfalls die Erhellung der psychotischen Dynamik zum Ziel gesetzt haben. Wir denken in erster Linie an Veröffentlichungen der Berliner Klinik und verweisen auf die ideenreiche Arbeit über Phenothiazinwirkung und somatopsychische Dynamik von C. und H. SELBACH. Gerade die Arbeiten H. SELBACHS machen es verständlich, daß unsere Kenntnisse von den Wirkungen der Somatotherapie trotz gewisser Grundregeln, auf die sie sich stützen können, im einzelnen noch wenig verläßlich sind, zeigen sie doch, daß die medikamentösen Therapien wie die Schockverfahren je nach der *Ausgangslage* der vegetativen Dynamik (mit der wiederum die seelische Dynamik aufs engste zusammenhängt) ganz verschiedene Wirkungen haben können. Im übrigen sind mit der Kennzeichnung eines Verfahrens als thymoplegisch oder thymoleptisch nur die Grundrichtung und noch nicht die erst näher zu bestimmenden, u. U. gegenläufigen Teilkomponenten des therapeutischen Spektrums erfaßt.

Die psychische Eigenwirkung der *Schockverfahren* läßt sich nur ungenau bestimmen. K. SCHNEIDER nannte die *Krampfbehandlung* eine *Temperamentstherapie* und äußerte bei dieser Gelegenheit (1947), ganz im Sinne einer dynamistischen Auffassung, die Vermutung, daß auch dort, wo das schizophrene Paranoid aufgelöst werde, der therapeutische Eingriff über das Temperament wirke. Die Schwierigkeit liegt darin, daß die Krampfbehandlung offenbar nicht nur Temperamentstherapie ist, sondern daß daneben auch, bedingt durch ein reversibeles organisches Syndrom mit einer Beeinträchtigung auch repräsentativer Funktionen, ein „Nichthabenkönnen" der Psychose (v. BAEYER und GROBE) berücksichtigt werden muß. Für die Temperamentswirksamkeit der Krampfbehandlung gilt die Feststellung, „daß ein geringer Grad von paroxysmaler Veränderung der Gehirnfunktion erregend, ein höherer Grad lähmend wirkt" (v. BAEYER und GROBE). Diese Regel, in der die Eigenart der dynamischen Wirkung der Therapie zum Ausdruck kommt, könnte die Beobachtung erklären, daß im Beginn der Krampfbehandlung schizophrene Psychosen häufig aktiviert oder überhaupt erst aufgedeckt werden und der therapeutische Erfolg oft viel später eintritt, wenn neben sonstigen therapiebedingten organischen Zügen bereits eine leichte Vergröberung, Indolenz und Antriebsarmut nachzuweisen sind. Umgekehrt ist bei depressiven Psychosen der größte Erfolg von der dynamischen Aktivierung im Beginn der Behandlung zu erwarten. Bei Depressionen, die durch 4–6 therapeutische Krämpfe nicht schon merklich aufgelockert worden sind, sinkt die Chance eines Therapieerfolges bei fortlaufender Behandlung zunehmend ab. Dem Auftreten eines gegensinnigen dynamischen Effektes jenseits einer von Fall zu Fall variierenden und wesentlich auch von der Intensität der Therapie abhängigen Behandlungsdauer könnte es zuzuschreiben sein, daß die Krampfbehandlung eine bisher von keinem anderen Verfahren erreichte Indikationsbreite besitzt. Ob auch die Insulinkomabehandlung in erster Linie eine Temperamentstherapie genannt werden darf, muß dahingestellt bleiben. Die Beziehungen zwischen psychotischer Dynamik und Therapiewirkung – man vergleiche die Übersicht, die M. MÜLLER in seiner Monographie über die Theorien der Heilwirkung gibt – sind hier jedenfalls noch weniger durchsichtig als bei der Krampfbehandlung. Die posthypoglykämische Stimulierung und Extraversion ist offenbar etwas anderes als der Effekt der Therapie insgesamt. Die Gesamtwirkung scheint, wiederum gegensinnig, durch die Stabilisierung der seelischen

Dynamik auf einem eher vertieften Niveau charakterisiert zu sein. Daneben muß selbstverständlich auch hier ein durch die organische Schädigung vorübergehend bewirktes „Nichthabenkönnen" der Psychose berücksichtigt werden.

Die Frage, ob sich auch *Psychotherapie* die Normalisierung der psychotisch entgleisten Dynamik zutrauen kann und zumuten soll, läßt sich nicht generell, sondern nur von Fall zu Fall vermutungsweise beantworten. Manchem strenggläubigen Psychotherapeuten gilt es als Kunstfehler, einen Schizophrenen somatisch zu behandeln. Der psychotherapeutisch interessierte Kliniker hingegen wird sich überlegen, ob er den Verzicht auf die Somatotherapie verantworten kann, die ihm im allgemeinen einen raschen und wirksamen, allerdings nicht immer dauerhaften Eingriff in die psychotische Dynamik erlaubt. Bisher spricht wenig dafür, daß Psychotherapie imstande sei, das dynamische Geschehen auf ein anderes Niveau zu verschieben, was notwendig wäre, wenn man phasische Psychosen, die ohnedies früher oder später abzuheilen pflegen, oder die dynamische Entleerung in fortgeschrittenen schizophrenen Verläufen psychotherapeutisch angehen wollte. Eine wichtige Ausnahme bilden lediglich manche reaktiv komplizierten endogenen Depressionen, die man somatotherapeutisch nur bessern aber nicht beseitigen kann, wenn es nicht gelingt, die versteckten psychologischen Hindernisse aufzulösen, die den Rückweg zum vollen Leben versperren. Bei solchen „endo-reaktiven" Depressionen (I, 3) wie auch bei manchen schizophrenen Psychosen wird man zudem erwägen müssen, ob nicht Psychotherapie späteren Rückfällen vorbeugen kann, ja ob nicht Psychotherapie das noch am ehesten wirksame Mittel gegen ein Wiederaufleben der Psychose darstellt. Unberührt von der Skepsis gegen die Eignung der Psychotherapie, das dynamische Geschehen auf ein anderes Niveau zu verschieben, bleibt selbstverständlich die psychotherapeutische *Formung*, die eine Anpassung und Konsolidierung auf der Ebene der dynamischen Entleerung anstrebt. Im übrigen wird sich die psychotherapeutische Praxis im gegenwärtigen Stadium ihrer Entwicklung – die unübersehbare Fülle der Veröffentlichungen läßt uns im Rahmen dieser knapp gehaltenen Anmerkungen bewußt auf Literaturhinweise verzichten – getrost über theoretische Bedenken hinwegsetzen dürfen. Es wäre beispielsweise denkbar, daß sich von Fall zu Fall in Übereinstimmung mit der Überzeugung mancher Therapeuten eine psychische Beeinflußbarkeit auch der dynamischen Entleerung evident machen ließe. Sollte die Vermutung zutreffen, daß in manchen Fällen durch die psychotische Erschütterung nur eine *vorgegebene* dynamische Insuffizienz aufgedeckt wird (IX, 3), so wären gerade von der Psychotherapie „defektuöser" Bilder Überraschungen zu erwarten. Es würde sich möglicherweise herausstellen, daß Psychotherapie durch den Wiederaufbau des zerrütteten Wertgefüges gelegentlich auch den dynamischen „Defekt" wieder ausgleichen kann, von dem in solchen Fällen *fälschlich* angenommen worden war, er beruhe auf einem *irreversiblen biologischen Geschehen.* Dort, wo bei chronisch schizophrenen Kranken die Entleerung im Vordergrund steht und das Risiko eines Wiederauflebens florider Symptomatik unter der dynamischen Aktivierung verantwortet werden kann, werden vermutlich in Zukunft die neuentwickelten thymoleptischen Substanzen eine therapeutische Rolle spielen. Schon wenn es gelänge, die medikamentös erreichte Anhebung des dynamischen Niveaus nach der Wiederherstellung wesentlicher Lebensbezüge durch Psychotherapie zu *behaupten,* wäre viel gewonnen.

Soweit sich Psychotherapie zutrauen darf, ohne Unterstützung durch Somatotherapie in die Dynamik der Psychose einzugreifen, scheint dem vollen menschlichen

Einsatz des Therapeuten, dessen Kraft unter diesen Umständen immer nur für einige wenige Patienten ausreicht, am ehesten noch ein „Abfangen" der dynamischen Unstetigkeit und damit die *Stabilisierung des dynamischen Geschehens in floriden schizophrenen Psychosen* zu glücken. K. SCHNEIDER verweist (1954) ausdrücklich auf die große situative Formbarkeit der Schizophrenen, die einer eindringlichen Psychotherapie entgegenkomme. Bedenken könnten dagegen bestehen, daß eine psychotherapeutische Stabilisierung der psychotischen Dynamik dort, wo sie gelingt, im allgemeinen wesentlich längere Zeit beansprucht als der somatotherapeutische Eingriff, wodurch, ähnlich wie bei somatisch unbehandelt gebliebenen schizophrenen Schüben, eine bleibende Umstrukturierung erleichtert werden könnte. Solche Bedenken dürfen zurückgestellt werden, solange die „interessanten Fälle" im Vordergrund des psychotherapeutischen Interesses stehen. Die psychotherapeutisch zu Recht bevorzugten Schizophrenen, mit deren Inhalten und Erlebnissen man jeweils ganze Bücher füllen kann, sind nicht repräsentativ für das alltägliche Krankengut. Es sind Kranke, deren Psychose so sehr von der individuellen Struktur und ihrer Geschichte bestimmt wird, daß die dynamische Entgleisung ganz hinter dem durch sie in Gang gebrachten „psychischen Prozeß" (JASPERS) zurücktritt. Die erfolgreiche Psychotherapie solcher Kranker, bei denen noch nach langen Verläufen die unverändert produktive Symptomatik auffällt und deren Prognose bisher wenig günstig war, sollte sich noch nicht verallgemeinernd als die Psychotherapie „der" Schizophrenen oder „der" Schizophrenie ausgeben. *Das Scheitern aller somatischen Behandlungsversuche*, das besonders bei nicht defektuösen Psychosen den Versuch einer Psychotherapie nahelegt, *beweist nicht einen besonders hartnäckigen „Krankheitsprozeß"*, eine somatisch fundierte Unbeeinflußbarkeit der dynamischen Störung, sondern spricht vermutlich eher dafür, daß dem strukturellen Hintergrund besonderes Gewicht bei der Gestaltung der Psychose zukommt.

Die Anwendung der Somatotherapie bei endogenen Psychosen schließt, gerade bei schizophrenen Kranken, Psychotherapie nicht aus. Liegt der Schwerpunkt der Somatotherapie in der unmittelbaren Einwirkung auf die dynamische Störung, so richtet sich der psychotherapeutische Eingriff an erster Stelle auf das komplexe seelische Geschehen, das aus der „Umsetzung" der dynamischen Störung im Wertgefüge und den so in Gang gebrachten Umstrukturierungen resultiert. Die Somatotherapie, die sich darauf beschränkt, die Psychose zuzudecken, in der Hoffnung, daß sie zugedeckt bleiben und der Strom des Lebens den so wiederhergestellten Kranken weitertragen wird, dürfte außerhalb der psychotherapeutischen Sprechstunde und der Privatsanatorien auch weiterhin ihre bisher führende Stellung behaupten, da schon in der persönlichen und soziologischen Artung des durchschnittlichen Krankengutes unüberwindliche Grenzen der Psychotherapie liegen. Dort, wo die vorgegebene Substanz des schizophren Erkrankten einen Ansatzpunkt verspricht, sollte man nicht auf Psychotherapie verzichten. Man wird in solchen Fällen nicht abwarten, bis die dynamische Störung somatotherapeutisch völlig zugedeckt ist, sondern wird einen Rest psychotischer Bewegung gerne benützen, um psychotherapeutisch in die Tiefe zu stoßen, oder wird sogar auf geeignete thymotrope Pharmaca zurückgreifen, um in eine bereits erstarrende Psychose erneut Bewegung hineinzutragen und so einen Zugang für den psychotherapeutischen Eingriff zu schaffen.

Bei der psychotherapeutischen Einwirkung auf das komplexe Geschehen, das mit dem Entgleisen der Dynamik beginnt und in wechselvollen Verläufen zu einer überdauernden defektuösen Umstrukturierung führt, ist eine Fülle von Erfahrungen gesammelt worden, ohne daß man schon wüßte, was eigentlich durch Psychotherapie bei schizophrenen Kranken geschieht. Manche Beobachtungen sprechen dafür, daß über den unmittelbaren menschlichen Kontakt wie über die geduldig analysierende und formende Beschäftigung mit dem psychotisch verzerrten Weltentwurf eine Einwirkung auf die dynamische Störung möglich ist; man darf ein geringeres Ausmaß des drohenden Defektes erwarten, wenn es auf einem bescheideneren Niveau gelingt, den Weltentwurf an die kritisch offenbar gewordene dynamische Entleerung anzupassen; manche Rückfälle scheinen vermeidbar zu sein, wenn Inkongruenzen und Spannungen, die die Einheitlichkeit und Stabilität des Wertgefüges gefährden, beseitigt werden können, ganz abgesehen davon, daß solche nur mühsam überdeckten Bruchstellen schon bei kurzdauernden und an sich unerheblichen Einbrüchen psychotischer Dynamik zum Ausgangspunkt für irreversible Umstrukturierungen werden können. Über das *Wie* dieser und anderer psychotherapeutisch relevanter Zusammenhänge besteht so wenig Klarheit wie über die früher erörterten nosologischen und pathogenetischen Fragen. Das schließt nicht aus, daß man das *System von Fragestellungen,* in das sich die endogenen Psychosen für die wissenchaftliche Betrachtungsweise verwandeln, auch von der psychotherapeutischen Problematik her entwickeln und zu Hypothesen und Theorien ausgestalten kann.

Neben den praktischen Erfolgen und der theoretischen Bedeutsamkeit sollten die *Grenzen* der Psychotherapie endogener Psychosen nicht übersehen werden. Wir meinen nicht die in der Psychose gelegenen Hindernisse, über die noch viel zu wenig bekannt ist, sondern die von der Persönlichkeit des Kranken und den besonderen Bedingungen seines Lebenskreises vorgezeichneten Grenzen, die noch wesentlich enger als die Grenzen der Psychotherapie seelischer Fehlentwicklungen zu sein scheinen. Vergegenwärtigt man sich, daß die Psychotherapie schizophrener Kranker in besonderem Maße auf die menschliche Kommunikation angewiesen ist und berücksichtigt man die außerordentliche Bedeutung der soziologischen Situation, aus der der Kranke kommt und in die er zurückkehrt, dann liegen schon in der geringen persönlichen Substanz vieler Schizophrener und erst recht in der spannungsgeladenen, lieblosen und feindlichen Atmosphäre von Beruf, Häuslichkeit und Familie absolute Hindernisse für eine erfolgreiche Psychotherapie.

# Schrifttum

Die Zusammenstellung der im Text berücksichtigten Literatur, bei deren Auswahl historisch aufschlußreiche Arbeiten bevorzugt wurden, war im November 1958 abgeschlossen. Soweit uns über diesen Zeitpunkt hinaus Veröffentlichungen bekannt geworden sind, die Beziehungen zu den hier vertretenen Auffassungen haben, wurden sie bis zur Drucklegung der Schrift im Juli 1959 berücksichtigt.


ARNOLD, O. H.: Zur Frage der multifaktoriellen Kausalität in der Psychiatrie. Wien. Arch. f. Psychol. **6**, 116 (1956).

BAEYER, W. v.: Die moderne psychiatrische Schockbehandlung. Stuttgart 1951.

— Der Begriff der Begegnung in der Psychiatrie. Nervenarzt **26**, 369 (1955).

— Zum paranoiden Umschlag cyclothymer Depressionen in der Krampfbehandlung. Nervenarzt **28**, 100 (1957).

— Die Freiheitsfrage in der forensischen Psychiatrie mit besonderer Berücksichtigung der Entschädigungsneurosen. Nervenarzt **28**, 337 (1957).

— Zum Aufbau der Schizophrenie. In: Homenaje a Honorio Delgado en su 65⁰ aniversario. Lima 1957.

— Erlebnisreaktive Störungen und ihre Bedeutung für die Begutachtung. Dtsch. med. Wschr. **1958**, 2317.

— Über Prinzipien der körperlichen Behandlung seelischer Störungen. **30**, 1 (1959).

— u. W. GROBE: Psychopathologische Erfahrungen mit der Elektrokrampfmethode. Arch. f. Psychiatr. u. Zschr. Neurol. **179**, 163 (1948).

BASH, K. W.: Lehrbuch der allgemeinen Psychopathologie. Grundbegriffe und Klinik. Stuttgart 1955.

BAUMER, L.: Über geheilte Schizophrenien. Zschr. Neurol. **164**, 162 (1939).

BELLAK, L.: Dementia praecox. New York 1948.

BENEDETTI, G.: Die Alkoholhalluzinosen. Stuttgart 1952.

BERINGER, K.: Denkstörungen und Sprache bei Schizophrenen. Zschr. Neurol. **103**, 185 (1926).

— Das Schizoid. In: Die Schizophrenie. Handb. d. Geisteskrankh. IX. Berlin 1932.

BERZE, J.: Die primäre Insuffizienz der psychischen Aktivität. Ihr Wesen, ihre Erscheinungen und ihre Bedeutung als Grundstörung der Dementia praecox und der Hypophrenien überhaupt. Leipzig u. Wien 1914.

— Geschichtliches und Kritisches zur Theorie der Schizophrenie. Zschr. Neurol. **175**, 256 (1942/43).

— u. H. W. GRUHLE: Psychologie der Schizophrenie. Berlin 1929.

BILZ, R.: Anankastische Selbstregulation in Lebenskrisen. Ein Beitrag zu dem Thema des Doppelgängers. Nervenarzt **25**, 410 (1954).

BINDER, H.: Ist die Psychopathie ein überlebter Begriff? Schweiz. med. Wschr. **1958**, 827.

BINSWANGER, L.: Über Ideenflucht. Zürich 1933.

— Schizophrenie. Pfullingen 1957.

BIRNBAUM, K.: Der Aufbau der Psychose. Ein klinischer Versuch. Allg. Zschr. Psychiatr. **75**, 455 (1919).

— Die Strukturanalyse als klinisches Forschungsprinzip. Zschr. Neurol. **53**, 121 (1920).

— Der Aufbau der Psychose. Grundzüge der psychiatrischen Strukturanalyse. Berlin 1923.

BLEULER, E.: Affektivität, Suggestibilität, Paranoia. Halle 1906.

— Dementia praecox oder Gruppe der Schizophrenien. Handb. d. Psychiatrie. Spez. Teil. 4. Abt., 1. Hälfte. Leipzig u. Wien 1911.

BLEULER, M.: Forschungen und Begriffswandlungen in der Schizophrenielehre 1941—1950. Fortschr. Neurol. **19**, 385 (1951).
— Gedanken zur heutigen Schizophrenielehre — am Beispiel der Konstitutionspathologie erläutert. Wien. Zschr. Nervenhk. **7**, 255 (1953).
— Endokrinologische Psychiatrie. Stuttgart 1954.
— Das Wesen der Serpasil-Behandlung an Schizophrenen. In: Das zweite Serpasil-Symposium in der psychiatrischen Universitätsklinik Burghölzli, Zürich. Schweiz. med. Wschr. **1955**, 439.
BODAMER, J.: Wilhelm Griesinger und die Entwicklung der Psychiatrie im 19. Jahrhundert. Ein Beitrag zur Geistesgeschichte der Medizin. Diss. med. Heidelberg o. J. (um 1944).
— Zur Phänomenologie des geschichtlichen Geistes in der Psychiatrie. Nervenarzt **19**, 299 (1948).
— Zur Entstehung der Psychiatrie als Wissenschaft im 19. Jahrhundert. Fortschr. Neurol. **21**, 511 (1953).
BONHOEFFER, K.: Zur Frage der exogenen Psychosen. Zbl. Nervenhk. **32**, 499 (1909).
— Die symptomatischen Psychosen im Gefolge von akuten Infektionen und inneren Erkrankungen. Leipzig u. Wien 1910.
— Die exogenen Reaktionstypen. Arch. f. Psychiatr. **58**, 58 (1917).
DE BOOR, W.: Psychiatrische Systematik. Ihre Entwicklung in Deutschland seit Kahlbaum. Berlin, Göttingen, Heidelberg 1954.
— Pharmakopsychologie und Psychopathologie. Berlin, Göttingen, Heidelberg 1956.
BOSTROEM, A.: Zur Frage der verworrenen Manie. Arch. f. Psychiatr. **76**, 671 (1926).
— Über die Auslösung endogener Psychosen durch beginnende paralytische Hirnprozesse und die Bedeutung dieses Vorgangs für die Prognose der Paralyse. Arch. f. Psychiatr. **86**, 151 (1929).
— Über organisch provozierte endogene Psychosen. Zschr. Neurol. **131**, 1 (1931).
BRONISCH, F. W.: Die Grenzen des Spezifischen im klinischen Bereich. Dtsch. med. Wschr. **1954**, 576.
BÜRGER-PRINZ, H.: Psychopathologische Bemerkungen zu den cyclischen Psychosen. Nervenarzt **21**, 505 (1950).
— Psychiatrie und Probleme der Umwelt. Studium gen. **4**, 227 (1951).
— u. M. KAILA: Über die Struktur des amnestischen Symptomenkomplexes. Zschr. Neurol. **124**, 553 (1930).
BÜSSOW, H.: Zur Frage der Perniciosapsychosen. Zschr. Neurol. **165**, 314 (1939).
— Über paranoid-halluzinatorische Psychosen bei perniziöser Anämie. Nervenarzt **13**, 49 (1940).
— Über Psychosen nach Malaria. Allg. Zschr. Psychiatr. **123**, 235 (1944).
— Halluzinosen bei Endokrinopathien. Arch. f. Psychiatr. u. Zschr. Neurol. **195**, 285 (1956/57).
BUMKE, O.: Über die Umgrenzung des manisch-depressiven Irreseins. Zbl. Nervenhk. **32**, 381 (1909).
— Die Auflösung der Dementia praecox. Klin. Wschr. **3**, 437 (1924).
— Über die gegenwärtigen Strömungen in der klinischen Psychiatrie. Zbl. Neurol. **40**, 108 (1925).
— Lehrbuch der Geisteskrankheiten. 5. Aufl. München 1942.
CALLIERI, B.: Contributo allo studio psicopatologico dell' esperienza schizophrenica di fine del mondo. Arch. psicol. neurol. **16**, 379 (1955).
CASSIRER, E.: Philosophie der symbolischen Formen. Teil I: Die Sprache. Berlin 1923.
COLMANT, H.-J.: Siehe ELSÄSSER, G. u. H.-J. COLMANT.
CONRAD, K.: Ganzheitspsychologie. Forschr. Neurol. **15**, 131 (1943).
— Strukturanalysen hirnpathologischer Fälle. Über Struktur- und Gestaltwandel. Dtsch. Zschr. Nervenhk. **158**, 344 (1947).
— Die Gestaltanalyse in der Psychiatrie. Studium gen. **5**, 503 (1952).
— Über moderne Strömungen der französischen Psychiatrie. Nervenarzt **25**, 114 (1954).
— Das Unbewußte als phänomenologisches Problem. Fortschr. Neurol. **25**, 56 (1957).
— Die beginnende Schizophrenie. Versuch einer Gestaltanalyse des Wahns. Stuttgart 1958.
COSACK, H.: Homonome Zustandsbilder bei perniziöser Anämie. Zschr. Neurol. **152**, 145 (1935).

DELAY, J.: Les dérèglements de l'humeur. Paris 1946.
— L'électro-choc et la Psycho-Physiologie. Paris 1946.
DITFURTH, H. v.: Zur Begriffsbestimmung der endogenen und exogenen Noxe in der Psychiatrie. Nervenarzt **24**, 500 (1953).
— Die affektiv-vegetative Kommunikation (Versuch einer psychosomatischen Theorie der vitalen Stimmung). Nervenarzt **28**, 70, 103 (1957).
DÖRING, G. K.: Über den Einfluß des Genitalcyclus auf die Psyche der Frau. In: Hormone und Psyche. Die Endokrinologie des alternden Menschen. Hrsg. v. H. NOWAKOWSKI. Berlin, Göttingen, Heidelberg 1958.
DREYFUS, G. L.: Die Melancholie ein Zustandsbild des manisch-depressiven Irreseins. Jena 1907.
ELSÄSSER, G. Über „atypische" endogene Psychosen. Nervenarzt **21**, 194 (1950).
— Die Nachkommen geisteskranker Elternpaare. Der Einfluß endogener Elternpsychosen auf die Psychosen, Charaktere und Lebensschicksale ihrer Kinder. Stuttgart 1952.
— Grundsätzliches zur Frage der Psycho- und Endogenese der endogenen Psychosen. Nervenarzt **28**, 533 (1957).
— u. H.-J. COLMANT: Atypische phasenhafte Familienpsychosen. Ein Beitrag zur Frage der Endo- und Psychogenese der atypischen endogenen Psychosen. Arch. f. Psychiatr. u. Zschr. Neurol. **197**, 185 (1958).
ENSS, H. u. H.-E. RICHTER: Das Überformungsverhältnis des somatogenen und des psychogenen Faktors bei periodischer Schizophrenie. Psychiat. Neurol. (Mschr. Psychiatr.) **136**, 74 (1958).
EWALD, G.: Die biologischen Grundlagen von Temperament und Charakter und ihre Bedeutung für die Abgrenzung des manisch-melancholischen Irreseins. Zschr. Neurol. **84**, 384 (1923).
— Temperament und Charakter. Berlin 1924.
— Zur Theorie der Schizophrenie und der Insulinschockbehandlung. Allg. Zschr. Psychiatr. **110**, 153 (1939).
— Vegetatives System und Psychiatrie. Fortschr. Neurol. **18**, 577 (1950).
— Zur Theorie der Schizophrenie. Dtsch. med. Wschr. **1954**, 1813.
— u. S. HADDENBROCK: Die Elektrokrampftherapie. Ihre Grundlagen und ihre Erfolge. Ein Beitrag zur Pathogenese der Psychosen. Zschr. Neurol. **174**, 635 (1942).
EY, H.: Études psychiatriques. Tome I. Historique-Méthodologie — Psychopathologie Générale. 2me Édition rev. et augm. Paris 1952.
— Grundlagen einer organo-dynamischen Auffassung der Psychiatrie. Fortschr. Neurol. **20**, 195 (1952).
— Groupe des schizophrénies. In: Encyclopédie médico-chirurgicale. Psychiatrie I. Paris 1955.
— u. R. PUJOL: Groupe des „Délires chroniques". In: Encyclopédie médico-chirurgicale. Psychiatrie I. Paris 1955.
FEDERN, P.: Ichpsychologie und die Psychosen. Bern u. Stuttgart 1956.
FLECK, U.: Über die Bewußtseinstrübung bei den exogenen Reaktionsformen (Bonhoeffer). Nervenarzt **27**, 433 (1956).
FRANKL, V. E.: Manisch-depressive Phasen nach Schädeltrauma. Mschr. Psychiatr. **119**, 307 (1950).
FREYHAN, F. A.: Psychomotilität, extra-pyramidale Syndrome und Wirkungsweisen neuroleptischer Therapien. Nervenarzt **28**, 504 (1957).
GAMNA, G.: Siehe GOMIRATO, G. u. G. GAMNA.
GAUPP, R.: Über die Grenzen psychiatrischer Erkenntnis. Zbl. Nervenhk. **26**, 1 (1903).
— Der Fall Wagner. Eine Katamnese, zugleich ein Beitrag zu der Lehre von der Paranoia. Zschr. Neurol. **60**, 312 (1920).
— Krankheit und Tod des paranoischen Massenmörders Hauptlehrer Wagner. Eine Epikrise. Zschr. Neurol. **163**, 48 (1938).
— Zur Lehre von der Paranoia. Zschr. Neurol. **174**, 762 (1942).
— u. R. WOLLENBERG: Zur Psychologie des Massenmords. Hauptlehrer Wagner von Degerloch. Berlin 1914.
GEBSATTEL, V. E. v.: Zur Frage der Depersonalisation. (Ein Beitrag zur Theorie der Melancholie.) (1937); Die Störungen des Werdens und des Zeiterlebens im Rahmen psychiatrischer Erkrankungen. (1939). Wiederabgedruckt in: Prolegomena einer medizinischen Anthropologie. Berlin, Göttingen, Heidelberg 1954.

GEORGET, M.: Über die Verrücktheit. (Aus d. Französischen.) Übers. und mit Beilagen (versehen) von J. Ch. A. HEINROTH. Leipzig 1821.
GÉRARD, A.: Symptomatische Psychosen bei Unterernährung. Nervenarzt **19**, 469 (1948).
GOMIRATO, G. u. G. GAMNA: Die Verwirrtheitszustände. Basel—New York 1957.
GRIESINGER, W.: Die Pathologie und Therapie der psychischen Krankheiten. 1. Aufl. Stuttgart 1845; 3. Aufl. Braunschweig 1871.
GROBE, W.: Siehe BAEYER, W. v. u. W. GROBE.
GRÜNTHAL, E.: Zum Problem der schizophrenen Erkrankung. Mschr. Psychiatr. **124**, 258 (1952).
— Besprechung von HUBER, G.: Pneumencephalographische und psychopathologische Bilder bei endogenen Psychosen. Berlin, Göttingen, Heidelberg 1957. Psychiat. Neurol. (Mschr. Psychiatr.) **136**, 186 (1958).
GRÜTZMACHER, C. H.: Der paranoid-halluzinatorische Symptomenkomplex bei der perniziösen Anämie und seine Stellung im Verlauf der Perniciosa-Psychosen. Allg. Zschr. Psychiatr. **109**, 32 (1938).
GRUHLE, H. W.: Die Psychologie der Dementia praecox. Zschr. Neurol. **78**, 454 (1922).
— Geschichtliches. Die Psychopathologie. Theorien. In: Die Schizophrenie. Handb. d. Geisteskrankh. IX. Berlin 1932.
— Über den Wahn. Nervenarzt **22**, 125 (1951).
— Siehe auch BERZE, J. u. H. W. GRUHLE.
GUIRAUD, P.: Psychiatrie générale. Paris 1950.
GUISLAIN, J.: Abhandlung über die Phrenopathien oder neues System der Seelenstörungen. Aus d. Französischen von WUNDERLICH. Mit einem Vorwort und Zusätzen von ZELLER. Stuttgart u. Leipzig 1838.
HAASE, H.-J.: Amnestische Psychosyndrome im mittleren und höheren Lebensalter. Psychopathologische Untersuchungen an Alkoholikern, Senilen, Hirntraumatikern und Anderen mit diffusen Hirnschädigungen. Berlin, Göttingen, Heidelberg 1959.
HADDENBROCK, S.: Siehe EWALD, G. u. S. HADDENBROCK.
HÄFNER, H.: Über Wahrnehmungs- und Bedeutungsstrukturen und ihre Beziehungen zur emotionalen Einstellung. Zschr. exp. u. angew. Psychol. **1**, 568 (1953).
— Die existentielle Depression. Arch. f. Psychiatr. u. Zschr. Neurol. **191**, 351 (1953/54).
— u. St. WIESER: Faktorenanalytische Studien zur Formalgenese bestimmter Formen von Schizophrenie. Arch. f. Psychiatr. u. Zschr. Neurol. **190**, 394 (1953).
— Siehe auch WINKLER, W. Th. u. H. HÄFNER.
HECKER, E.: Zur Begründung des klinischen Standpunktes in der Psychiatrie. VIRCHOWS Arch. path. Anat. **52**, 203 (1871).
— Die Hebephrenie. Ein Beitrag zur klinischen Psychiatrie. VIRCHOWS Arch. path. Anat. **52**, 394 (1871).
HEIMANN, H. u. TH. SPOERRI: Das Ausdruckssyndrom der mimischen Desintegrierung bei chronischen Schizophrenen. Schweiz. med. Wschr. **1957**, 1126.
HEINRICH, K. u. J. RICHERT: Chlorperphenazin in der psychiatrischen und neurologischen Therapie. Erscheint im Nervenarzt.
HEINROTH, J. Ch. A.: Lehrbuch der Störungen des Seelenlebens oder der Seelenstörungen und ihrer Behandlung. Leipzig 1818.
HESS, W. R.: Das Zwischenhirn. 2. erw. Aufl. Basel 1954.
HOCH, P. H.: Siehe KALINOWSKY, L. B. u. P. H. HOCH.
HOCHE, A.: Die Melancholiefrage. Zbl. Nervenhk. **33**, 193 (1910).
— Die Bedeutung der Symptomenkomplexe in der Psychiatrie. Zschr. Neurol. **12**, 540 (1912).
HOFER, G.: Phänomen und Symptom. Zum Gegenstandsaspekt in der Psychopathologie. Nervenarzt **25**, 342 (1954).
HOFFMANN, H.: Die Nachkommenschaft bei endogenen Psychosen. Genealogisch-charakterologische Untersuchungen. Berlin 1921.
HUBER, G.: Das Wahnproblem (1939—1954). Fortschr. Neurol. **23**, 6 (1955).
— Pneumencephalographische und psychopathologische Bilder bei endogenen Psychosen. Berlin, Göttingen, Heidelberg 1957.
— Zur Frage des sogenannten Hydrocephalus. Nervenarzt **29**, 229 (1958).
HUTTER, A.: Die Psychopathologie der schwermütigen Psyche und die klinischen Depressions- und Melancholietypen. Nervenarzt **12**, 281 (1939).

JACOBI, W. u. H. WINKLER: Encephalographische Studien an chronisch Schizophrenen. Arch. f. Psychiatr. **81**, 299 (1927).
— — Encephalographische Studien an Schizophrenen. Arch. f. Psychiatr. **84**, 208 (1928).
JANET, P.: Zit. nach H. EY: Études psychiatriques.
JANZ, H.-W.: Psychopathologische Reaktionen der Kriegs- und Nachkriegszeit. Fortschr. Neurol. **17**, 264 (1949).
JANZARIK, W.: Die „Paranoia (GAUPP)". Arch. f. Psychiatr. u. Zschr. Neurol. **183**, 328 (1949/50).
— Zur Psychopathologie der Megaphenwirkung. Nervenarzt **25**, 330 (1954).
— Der Wahn schizophrener Prägung in den psychotischen Episoden der Epileptiker und die schizophrene Wahnwahrnehmung. Fortschr. Neurol. **23**, 533 (1955).
— Die Bedeutung der neuroplegischen Therapie für die Psychopathologie des schizophrenen Wahns. Encéphale **45**, 635 (1956).
— Der lebensgeschichtliche und persönlichkeitseigene Hintergrund des cyclothymen Verarmungswahns. Arch. f. Psychiatr. u. Zschr. Neurol. **195**, 219 (1956/57).
— Die hypochondrischen Inhalte der cyclothymen Depression in ihren Beziehungen zum Krankheitstyp und zur Persönlichkeit. Arch. f. Psychiatr. u. Zschr. Neurol. **195**, 351 (1956/57).
— Die zyklothyme Schuldthematik und das individuelle Wertgefüge. Schweiz. Arch. Neurol. **80**, 173 (1957).
— Zur Problematik schizophrener Psychosen im höheren Lebensalter. Nervenarzt **28**, 535 (1957).
— Besprechung von HUBER, G.: Pneumencephalographische und psychopathologische Bilder bei endogenen Psychosen. Berlin, Göttingen, Heidelberg 1957. Zbl. Neurol. **142**, 290 (1957).
JASPERS, K.: Kausale und „verständliche" Zusammenhänge zwischen Schicksal und Psychose bei der Dementia praecox (Schizophrenie). Zschr. Neurol. **14**, 158 (1913).
— Allgemeine Psychopathologie. 1. Aufl. Berlin 1913; 4. Aufl. Berlin u. Heidelberg 1946.
— Strindberg und van Gogh. München o. J. (1. Aufl. Leipzig 1922).
JESSEN, P. W.: Artikel insania in: Encyclopäd. Wörterb. d. med. Wissenschaften. IIXX. Berlin 1838.
— Ärztliche Erfahrungen in der Irrenanstalt bei Schleswig. In: JACOBI-NASSE: Zeitschrift für die Beurtheilung und Heilung der krankhaften Seelenzustände. **1**, 582 (1838).
JUNG, C. G.: Über die Psychologie der Dementia praecox. Halle 1907.
— Die Beziehungen zwischen dem Ich und dem Unbewußten. Darmstadt 1928.
JUNG, R.: Selbstreizung des Gehirns im Tierversuch. Dtsch. med. Wschr. **1958**, 1716.
— Neuropharmakologie: Zentrale Wirkungsmechanismen chemischer Substanzen und ihre neurophysiologischen Grundlagen. Klin. Wschr. **1958**, 1153.
KAESTNER, G.: Das Wertverhalten der zyklothym Depressiven. Arbeiten zur Psychiatrie, Neurologie und ihren Grenzgebieten. (Festschrift für K. SCHNEIDER) Willsbach u. Heidelberg 1947.
KAHLBAUM, K.: Die Gruppirung der psychischen Krankheiten und die Einteilung der Seelenstörungen. Danzig 1863.
— Die Katatonie oder das Spannungsirresein. Berlin 1874.
— Die klinisch-diagnostischen Gesichtspunkte der Psychopathologie. (Slg. klin. Vorträge **126**.) Leipzig 1878.
KAHN, E.: Konstitution, Erbbiologie und Psychiatrie. Zschr. Neurol. **57**, 280 (1920).
— Zur Frage des schizophrenen Reaktionstypus. Zschr. Neurol. **66**, 273 (1921).
— Über die Bedeutung der Erbkonstitution für die Entstehung, den Aufbau und die Systematik der Erscheinungsformen des Irreseins. Zschr. Neurol. **74**, 69 (1922).
— Schizoid und Schizophrenie im Erbgang. Beitrag zu den erblichen Beziehungen der Schizophrenie und des Schizoids mit besonderer Berücksichtigung der Nachkommenschaft schizophrener Ehepaare. Berlin 1923.
— Versuch einer einheitlichen Gruppierung aller schizophrenen Äußerungsformen des Irreseins. Allg. Zschr. Psychiatr. **84**, 268 (1926).
KAILA, M.: Siehe BÜRGER-PRINZ, H. u. M. KAILA.

KALINOWSKY, L. B. u. P. H. HOCH: Schockbehandlungen, Psychochirurgie und andere somatische Behandlungsverfahren in der Psychiatrie. (Nach der 2. Aufl. von 1952 a. d. Englischen übersetzt von H. KRANZ u. H. VIEFHUES.) Bern u. Stuttgart 1954.

KEHRER, F.: Die Stellung von Hoches „Syndromenlehre" in der heutigen Psychiatrie. Arch. f. Psychiatr. **74**, 427 (1925).

KINKELIN, M.: Verlauf und Prognose des Manisch-depressiven Irreseins. Schweiz. Arch. Neurol. **73**, 100 (1954).

KISKER, K. P.: Wandlungen des Ichbereiches in der Schizophrenie. (Eine topologisch-dynamische Analyse.) (Unveröffentlichtes Manuskript.)

— Dynamische Topologie und Psychopathologie der Schizophrenien. Nervenarzt **28**, 199 (1957).

— Beitrag zur dynamischen Topologie katatoner Bewegungsformen. Nervenarzt **28**, 499 (1957).

KLAGES, W.: Orbitale und hebephrene Verhaltensweisen. Arch. f. Psychiatr. u. Zschr. Neurol. **194**, 62 (1955/56).

KLEIST, K.: Die Streitfrage der akuten Paranoia. Ein Beitrag zur Kritik des manisch-depressiven Irreseins. Zschr. Neurol. **5**, 366 (1911).

— Autochthone Degenerationspsychosen. Zschr. Neurol. **69**, 1 (1921).

— Gehirnpathologie vornehmlich auf Grund der Kriegserfahrungen. Leipzig 1934.

— Fortschritte der Psychiatrie. Frankfurt a. M. 1947.

KLUGE, E.: Über die Folgen schwerer Haftzeiten. Nervenarzt **29**, 462 (1958).

KÖHLER, P.: Der Begriff der Repräsentation bei Leibniz. Neue Berner Abhandl. z. Philosophie u. ihrer Geschichte. 3. Heft. Bern 1913.

KÖRTKE, H.: Ein Dilemma in der Dementia-praecox-Frage. Gedanken über die Fortentwicklung der psychiatrischen Systematik. Zschr. Neurol. **48**, 354 (1919).

KOLLE, K.: Die primäre Verrücktheit. Psychopathologische, klinische und genealogische Untersuchungen. Leipzig 1931.

— Die endogenen Psychosen, das delphische Orakel der Psychiatrie. München 1955.

— Der Wahnkranke im Lichte alter und neuer Psychopathologie. Stuttgart 1957.

— Psychosen als Schädigungsfolgen. Fortschr. Neurol. **26**, 101 (1958).

— Die Opfer der nationalsozialistischen Verfolgung in psychiatrischer Sicht. Nervenarzt **29**, 148 (1958).

KORNHUBER, H.: Über Auslösung cyclothymer Depressionen durch seelische Erschütterungen. Arch. f. Psychiatr. u. Zschr. Neurol. **193**, 391 (1955).

KRAEPELIN, E.: Psychiatrie. 6. Aufl. Leipzig 1899; 8. Aufl. Leipzig 1909—1915.

— Hundert Jahre Psychiatrie. Zschr. Neurol. **38**, 161 (1918).

— Die Erscheinungsformen des Irreseins. Zschr. Neurol. **62**, 1 (1920).

KRANZ, H.: Das Thema des Wahns im Wandel der Zeit. Fortschr. Neurol. **23**, 58 (1955).

— Die schizoide Fehlhaltung. Handb. d. Neurosenlehre u. Psychotherapie. II. München-Berlin 1958.

— Die paranoide Fehlhaltung. Handb. d. Neurosenlehre u. Psychotherapie. II. München-Berlin 1958.

KRETSCHMER, E.: Der sensitive Beziehungswahn. 1. Aufl. Berlin 1918; 3. verb. u. verm. Aufl. Berlin, Göttingen, Heidelberg 1950.

— Über psychogene Wahnbildung bei traumatischer Hirnschwäche. Zschr. Neurol. **45**, 272 (1919).

— Körperbau und Charakter. Untersuchungen zum Konstitutionsproblem und zur Lehre von den Temperamenten. 1. Aufl. Berlin 1921; 21./22. Aufl. Berlin, Göttingen, Heidelberg 1955.

— Psychotherapie der Schizophrenie und ihrer Grenzzustände. Zschr. Neurol. **121**, 211 (1929).

— Der Aufbau der Persönlichkeit in der Psychotherapie. Zschr. Neurol. **150**, 729 (1934).

— Psychotherapeutische Studien. Stuttgart 1949.

— Grundsätzliches zur modernen Entwicklung der Paranoialehre. Nervenarzt **21**, 1 (1950).

— Psychologie und Psychotherapie der Paranoiker. Zschr. Psychotherap. **1**, 53 (1951).

— Die mehrdimensionale Struktur der Schizophrenien mit Bezug auf ihre Therapie. Zschr. Psychotherap. **7**, 183 (1957).

KRISCH, H.: Die exogenen Reaktionstypen und das Dementia praecox-Problem. Zbl. Neurol. **42**, 345 (1926).
— Schizophrene Symptome bei organischen Hirnprozessen und ihre Bedeutung für das Schizophrenieproblem. Zschr. Neurol. **129**, 209 (1930).
KRONFELD, A.: Perspektiven der Seelenheilkunde. Leipzig 1930.
KRUEGER, F.: Der Strukturgebriff in der Psychologie (1924); Über psychische Ganzheit (1926); Das Wesen der Gefühle (1928). Wiederabgedruckt in: Zur Philosophie und Psychologie der Ganzheit. Hrsg. v. E. HEUSS. Berlin, Göttingen, Heidelberg 1953.
KULENKAMPFF, C.: Entbergung, Entgrenzung, Überwältigung als Weisen des Standverlustes. Zur Anthropologie der paranoiden Psychosen. Nervenarzt **26**, 89 (1955).
— Erblicken und Erblickt-werden. Das Für-Andere-Sein (J.-P. SARTRE) in seiner Bedeutung für die Anthropologie der paranoiden Psychosen. Nervenarzt **27**, 2 (1956).
KUNZ, H.: Die Grenze der psychopathologischen Wahninterpretationen. Zschr. Neurol. **135**, 671 (1931).
— Die anthropologische Betrachtungsweise in der Psychopathologie. Zschr. Neurol. **172**, 145 (1941).
LANGE, J.: Über Melancholie. Zschr. Neurol. **101**, 293 (1926).
— Die endogenen und reaktiven Gemütserkrankungen und die manisch-depressive Konstitution. Handb. d. Geisteskrankh. VI. Berlin 1928.
— Das zirkuläre Irresein. Handb. d. Erbbiol. d. Menschen. V/2. Berlin 1939.
LANGFELDT, G.: The prognosis in schizophrenia and the factors influencing the course of the disease. Kopenhagen 1937.
— The schizophreniform states. Kopenhagen 1939. Zit. nach Zbl. Neurol. **97**, 170 (1940).
LECHNER, H.: Der Lobus limbicus und seine funktionellen Beziehungen zur Affektivität. Wien. Zschr. Nervenhk. **16**, 281 (1959).
LEMKE, R.: Untersuchungen über die soziale Prognose der Schizophrenie unter besonderer Berücksichtigung des encephalographischen Befundes. Arch. f. Psychiatr. **104**, 89 (1936).
— Über die vegetative Depression. Psychiatr. Neurol. u. med. Psychol. **1**, 161 (1949).
— Über die symptomatische Schizophrenie. Arch. f. Psychiatr. u. Zschr. Neurol. **185**, 756 (1950).
LEONHARD, K.: Die defektschizophrenen Krankheitsbilder. Ihre Einteilung in zwei klinisch und erbbiologisch verschiedene Gruppen und in Unterformen vom Charakter der Systemkrankheiten. Leipzig 1936.
— Aufteilung der endogenen Psychosen. Berlin 1957.
LERSCH, Ph.: Aufbau der Person. 7. Aufl. München 1956.
LEWIN, K.: Untersuchungen zur Handlungs- und Affekt-Psychologie. I. Vorbemerkungen über die psychischen Kräfte und Energien und über die Struktur der Seele. II. Vorsatz, Wille und Bedürfnis. Psychol. Forsch. **7**, 294, 330 (1926).
— Hinweise auf weitere Veröffentlichungen bei K. P. KISKER (1957[2]).
LLAVERO, F.: Symptom und Kausalität. Grundfragen der Neurologie und Psychiatrie. Stuttgart 1953.
LLOPIS, B.: La psicosis pellagrosa. Un análisis estructural de los trastornos psíquicos. Barcelona, Madrid, Valencia 1946.
— La psychose pellagreuse et les problèmes psychiatriques. Schweiz. Arch. Neurol. **66**, 172 (1950).
— Las ideas de celos de los bebedores. In: Curso de neuropsiquiatría forense y criminologìa. Madrid 1954.
— La psicosis única. Arch. neurobiol. **17**, 3, 141 (1954).
LÓPEZ IBOR, J. J.: Los problemas de las enfermedades mentales. Barcelona-Madrid 1949.
LORENZ, K.: Über angeborene Instinktformeln beim Menschen. Dtsch. med. Wschr. **1953**, 1566, 1600.
LORENZER, A.: Die Verlustdepression. Verlust und existentielle Krise. Arch. f. Psychiatr. u. Zschr. Neurol. **198**, 649 (1958/59).
LUXENBURGER, H.: Die Schizophrenie und ihr Erbkreis. Handb. d. Erbbiol. d. Menschen. V/2. Berlin 1939.
MARCUSE, H.: Reaktionsformen oder Formenkreise? Arch. f. Psychiatr. **69**, 374 (1923).
— Zur Frage der Einheitspsychose. Arch. f. Psychiatr. **78**, 682 (1926).

MATUSSEK, P.: Untersuchungen über die Wahnwahrnehmung. I. Mitteilung. Veränderungen der Wahrnehmungswelt bei beginnendem, primären Wahn. Arch. f. Psychiatr. u. Zschr. Neurol. **189**, 279 (1952).
— Untersuchungen über die Wahnwahrnehmung. 2. Mitteilung: Die auf einem abnormen Vorrang von Wesenseigenschaften beruhenden Eigentümlichkeiten der Wahnwahrnehmung. Schweiz. Arch. Neurol. **71**, 189 (1953).
— Zur Frage des Anlasses bei schizophrenen Psychosen. Arch. f. Psychiatr. u. Zschr. Neurol. **197**, 91 (1958).
MAUZ, F.: Über Schizophrene mit pyknischem Körperbau. Ein Beitrag zur klinischen Diagnostik und Prognostik. Zschr. Neurol. **86**, 96 (1923).
— Die Prognostik der endogenen Psychosen. Leipzig 1930.
— Psychiatrie und Psychotherapie. Hamburger Ärztebl. **1949**, 43.
MAYER-GROSS, W.: Über die Stellungnahme zur abgelaufenen akuten Psychose. Eine Studie über verständliche Zusammenhänge in der Schizophrenie. Zschr. Neurol. **60**, 160 (1920).
— Bemerkungen zur psychiatrischen Charakterkunde. Zschr. Neurol. **89**, 68 (1924).
— Selbstschilderungen der Verwirrtheit. Die oneiroide Erlebnisform. Berlin 1924.
— Die Auslösung durch seelische und körperliche Schädigungen. Die Klinik. Erkennung und Differentialdiagnose. In: Die Schizophrenie. Handb. d. Geisteskrankh. IX. Berlin 1932.
MEINERTZ, F.: Was ist inadäquat bei der Schizophrenie? Nervenarzt **26**, 232 (1955).
METZGER, W.: Psychologie. 2. neubearb. Aufl. Darmstadt 1954.
— Das Raumproblem in der Psychologie. Studium gen. **10**, 542 (1957).
MEYER, H.-H.: Cyclothyme Wellen in schizophrenen Psychosen. Zbl. Neurol. **108**, 314 (1950).
— Statistisches zur Frage der „Auslösung" endogener Psychosen durch akute körperliche Erkrankungen oder Generationsvorgänge. Nervenarzt **24**, 498 (1953).
MÜLLER, D.: Physikalische Faktoren in der Pathogenese des sog. Hydrocephalus. Nervenarzt **29**, 1 (1958).
MÜLLER, H.: Manisch-depressives Irresein und Dementia praecox, ihre Unterschiede und ihre Differentialdiagnose. Bericht über die Literatur der Jahre 1910—1920. Zbl. Neurol. **28**, 145, 249 (1922).
MÜLLER, M.: Die körperlichen Behandlungsverfahren in der Psychiatrie. Band I: Die Insulinbehandlung. Stuttgart 1952.
MÜLLER-SUUR, H.: Das Gewißheitsbewußtsein beim schizophrenen und beim paranoischen Wahnerleben. Fortschr. Neurol. **18**, 44 (1950).
— Psychopathologische Voraussetzungen zur Erfassung der organischen Komponenten schizophrener Psychosen. Zschr. exp. u. angew. Psychol. **4**, 420 (1957).
— Die schizophrenen Symptome und der Eindruck des Schizophrenen. Fortschr. Neurol. **26**, 140 (1958).
NAGY, K.: Pneumencephalographische Befunde bei akuten und chronischen Psychosen. Arch. f. Psychiatr. u. Zschr. Neurol. **198**, 544 (1958/59).
NEUMANN, H.: Lehrbuch der Psychiatrie. Erlangen 1859.
NIEDERMEYER, E.: Probleme der Physiologie und Pathophysiologie des Bewußtseins. Wiss. Zschr. Univ. Halle, Math.-Nat. VII/2, 219 (1958).
— Zur Pathophysiologie der Halluzinationen. Wien. Zschr. Nervenhk. **17**, 38 (1959).
NITSCHE, P.: Über chronisch-manische Zustände. Zugleich ein Beitrag zur Lehre von den krankhaften Persönlichkeiten. Allg. Zschr. Psychiatr. **67**, 36 (1910).
PANSE, F.: Zur Frage der Auslösung endogener Psychosen durch akute Infektionen. Arch. f. Psychiatr. u. Zschr. Neurol. **182**, 1 (1949).
PAULEIKHOFF, B.: Versuch einer begrifflichen Abgrenzung des Wahneinfalls. Nervenarzt **24**, 199 (1953).
— Statistische Untersuchung über Häufigkeit und Thema von Wahneinfällen bei der Schizophrenie. Arch. f. Psychiatr. u. Zschr. Neurol. **191**, 341 (1953/54).
— Über Veränderungen des Situationsgefüges bei paranoid-halluzinatorischen Erscheinungsbildern. Arch. f. Psychiatr. u. Zschr. Neurol. **193**, 277 (1955).
— Atypische Psychosen, Basel-New York 1957.
— Über die Gegebenheitsweise des schizophrenen Wahneinfalls. Psychiat. Neurol. (Mschr. Psychiatr.) **134**, 129 (1957).
— Über die seelische Struktur Wahnkranker. (Ein Beitrag zur vergleichenden Betrachtungsweise in der Psychopathologie.) Arch. f. Psychiatr. u. Zschr. Neurol. **196**, 356 (1957/58).

PETRILOWITSCH, N.: Zur Psychopathologie und Klinik der Entfremdungsdepression. Arch. f. Psychiatr. u. Zschr. Neurol. **194**, 289 (1955/56).
— Der Ganzheitsaspekt in der Alternsforschung. Arch. f. Psychiatr. u. Zschr. Neurol. **196**, 337 (1957/58).
— Die Polarität von Tiefe und Intensität in der Psychiatrie. Arch. f. Psychiatr. u. Zschr. Neurol. **196**, 580 (1957/58).
— Beiträge zu einer Struktur-Psychopathologie. Basel-New York (1958).
— Zur Strukturtheorie der endogenen Psychosen. Schweiz. Arch. Neurol. **81**, 322 (1958).
— Schizophrenie-Begriff und Schizophrenie-Diagnose. Medizinische **1959**, 447.
PLOOG, D.: Endogene Psychosen und Instinktverhalten. Fortschr. Neurol. **26**, 83 (1958).
— Angeborenes Verhalten in endogenen Psychosen. In: Psychiatrie und Gesellschaft. Ergebnisse und Probleme der Sozialpsychiatrie. Hrsg. v. H. EHRHARDT, D. PLOOG, H. STUTTE. Bern u. Stuttgart 1958.
POPPER, E.: Der schizophrene Reaktionstypus. Zschr. Neurol. **62**, 194 (1920).
PUJOL, R.: Siehe EY, H. u. R. PUJOL.
REICHARDT, M.: Untersuchungen über das Gehirn. I. Teil: Über Todesarten und Todesursachen bei Hirnkrankheiten. II. Teil: Hirn und Körper. Arb. Psychiatr. Klin. Würzburg **6** (1911), 7 (1912).
— Hirnstamm und Seelisches. Fortschr. Neurol. **16**, 81 (1944).
REISS, E.: Konstitutionelle Verstimmung und manisch-depressives Irresein. Klinische Untersuchungen über den Zusammenhang von Veranlagung und Psychose. Zschr. Neurol. **2**, 347 (1910).
RICHERT, J.: Siehe HEINRICH, K. u. J. RICHERT.
RICHTER, H.-E.: Zur Methodologie des genetischen Wahnverstehens. Mschr. Psychiatr. **132**, 311 (1956).
— Siehe auch: ENSS, H. u. H.-E. RICHTER.
RITTERSHAUS, E.: Die klinische Stellung des manisch-depressiven Irreseins unter besonderer Berücksichtigung der Beziehungen zu organischen Gehirnkrankheiten und zur Epilepsie. Zschr. Neurol. **56**, 10 (1920).
ROTH, M.: Interaction of genetic and environmental factors in the causation of schizophrenia. In: Schizophrenia. Somatic aspects. Edit. by D. RICHTER. London, New York, Paris 1957.
RUCKDESCHEL, K.-Th.: Zur Prognose schizophrener Erkrankungen. Weitere Ergebnisse unserer Langstreckenkatamnesen. Dtsch. med. Wschr. **1957**, 2166.
RÜMKE, H. C.: Die klinische Differenzierung innerhalb der Gruppe der Schizophrenien. Nervenarzt **29**, 49 (1958).
— Die Bedeutung des Lebenswerkes Kraepelins für die Sozialpsychiatrie unserer Zeit. In: Psychiatrie und Gesellschaft. Ergebnisse und Probleme der Sozialpsychiatrie. Hrsg. v. H. EHRHARDT, D. PLOOG, H. STUTTE. Bern u. Stuttgart 1958.
RUFFIN, H.: Melancholie. Dtsch. med. Wschr. **1957**, 1080.
— Die hypochondrischen Depressionen. Regensb. Jb. ärztl. Fortb. **6**, 201 (1957/58).
SCHEID, W.: Der Zeiger der Schuld in seiner Bedeutung für die Prognose involutiver Psychosen. Zschr. Neurol. **150**, 528 (1934).
SCHIMMELPENNING, G. W.: Zur psychopathologischen Abgrenzung von hirnatrophischen Hypochondrien und Körperschizophrenien. Arch. f. Psychiatr. u. Zschr. Neurol. **197**, 463 (1958).
SCHMIDLIN, P.: Observations on the clinical testing of mental drugs. Experience with G 22355. 114. Ann. Meet. Amer. Psychiatr. Assoc. 1958.
SCHMIDT, G.: Der Wahn im deutschsprachigen Schrifttum der letzten 25 Jahre (1914—1939). Zbl. Neurol. **97**, 113 (1940).
— Liebeswahn. Fortschr. Neurol. **18**, 623 (1950).
SCHMITT, W.: Meynert - Wernicke - Kleist. Ein Beitrag zur Ideengeschichte der Psychiatrie. Diss. med. Heidelberg o. J. (um 1948).
— Die Pharmakotherapie depressiver Psychosen mit einem Imino-dibenzyl-Derivat. Nervenarzt **30**, 5 (1959).
SCHNEIDER, C.: Die schizophrenen Symptomverbände. Berlin 1942.
SCHNEIDER, K.: Reine Psychiatrie, symptomatische Psychiatrie und Neurologie. Zschr. Neurol. **49**, 159 (1919).
— Die Schichtung des emotionalen Lebens und der Aufbau der Depressionszustände. Zschr. Neurol. **59**, 281 (1920).

SCHNEIDER, K.: Über die Notwendigkeit einer dreifachen Fragestellung bei der systematischen Erfassung von Psychosen. Zschr. Neurol. **91**, (200 (1924).
— Wesen und Erfassung des Schizophrenen. Zschr. Neurol. **99**, 542 (1925).
— Über Abgrenzung und Seltenheit des sogenannten manisch-depressiven Irreseins. Münch. med. Wschr. **1932**, 1549.
— Psychiatrische Vorlesungen für Ärzte. 2. Aufl. Leipzig 1936.
— Eine Schwierigkeit im Wahnproblem. Nervenarzt **11**, 461 (1938).
— Einleitung zu einem Gespräch über Schocktherapie. Nervenarzt **18**, 529 (1947).
— Die Untergrunddepression. Fortschr. Neurol. **17**, 429 (1949).
— Die Aufdeckung des Daseins durch die zyklothyme Depression. Nervenarzt **21**, 193 (1950).
— Psychiatrie heute. 1. Aufl. Stuttgart 1952; 2. Aufl. 1955.
— Zur Frage der Psychotherapie endogener Psychosen. Dtsch. med. Wschr. **1954**, 873.
— Zur Differentialdiagnose der Depressionszustände. Fortschr. Neurol. **23**, 1 (1955).
— Kraepelin und die gegenwärtige Psychiatrie. Fortschr. Neurol. **24**, 1 (1956).
— Primäre und sekundäre Symptome bei der Schizophrenie. Fortschr. Neurol. **25**, 487 (1957).
— „Der Psychopath" in heutiger Sicht. Fortschr. Neurol. **26**, 1 (1958)
— Klinische Psychopathologie. 5., neu bearb. Aufl. d. Beitr. z. Psychiatrie. Stuttgart 1959.
SCHNIZER: Die Paranoiafrage. Referat über die Paranoialiteratur der letzten 20 Jahre. Zschr. Neurol. Ref. **8**, 313, 417 (1914).
SCHRAPPE, O.: Die ätiologische und pathogenetische Bedeutung nicht-endogener Faktoren für die Schizophrenie. Stuttgart 1959.
SCHRÖDER, P.: Ungewöhnliche periodische Psychosen. Mschr. Psychiatr. **44**, 261 (1918).
— Die Spielbreite der Symptome beim manisch-depressiven Irresein und bei den Degenerationspsychosen. Berlin 1920.
— Über Degenerationspsychosen (Metabolische Erkrankungen). Zschr. Neurol. **105**, 539 (1926).
SCHULTE, W.: Die Entlastungssituation als Wetterwinkel für Pathogenese und Manifestierung neurologischer und psychiatrischer Krankheiten. Nervenarzt **22**, 140 (1951).
— Hirnorganische Dauerschäden nach schwerer Dystrophie. München-Berlin 1953.
— Cerebrale Defektsyndrome nach schwerer Hungerdystrophie und Möglichkeiten ihrer Kompensierung mit einem Blick auf Heimkehrerdepressionen und forensische Komplikationen. Nervenarzt **24**, 415 (1953).
SCHULZ, B.: Kinder manisch-depressiver und anderer affektivpsychotischer Elternpaare. Zschr. Neurol. **169**, 311 (1940).
— Kinder von Elternpaaren mit einem schizophrenen und einem affektivpsychotischen Partner. Zschr. Neurol. **170**, 441 (1940).
SELBACH, C. u. H.: Phenothiazinwirkung und somato-psychische Dynamik. Nervenarzt **27**, 145 (1956).
SLATER, E.: The inheritance of manic-depressive insanity. Proc. roy. Soc. Med. **29**, 981 (1936). Zit. nach Zbl. Neurol. **83**, 112 (1937).
— Zur Erbpathologie des manisch-depressiven Irreseins. Die Eltern und Kinder von Manisch-Depressiven. Zschr. Neurol. **163**, 1 (1938).
SPECHT, G.: Über die klinische Kardinalfrage der Paranoia. Zbl. Nervenhk. **31**, 817 (1908).
— Zur Frage der exogenen Schädigungstypen. Zschr. Neurol. **19**, 104 (1913).
SPOERRI, TH.: siehe HEIMANN, H. u. TH. SPOERRI.
STAUDER, K. H.: Über den Pensionierungsbankrott. Psyche **9**, 481 (1955/56).
STECK, H.: Die Psychopathologie des Wahns. Schweiz. Arch. Neurol. **67**, 86 (1951).
STERN, W.: Allgemeine Psychologie auf personalistischer Grundlage. 2. Aufl. Haag 1950.
STERTZ, G.: Über den Anteil des Zwischenhirns an der Symptomgestaltung organischer Erkrankungen des Zentralnervensystems: Ein diagnostisch brauchbares Zwischensyndrom. Dtsch. Zschr. Nervenhk. **117—119**, 630 (1931).
— Problem des Zwischenhirns. Zbl. Neurol. **65**, 450 (1933).
STORCH, A.: Das archaisch-primitive Erleben und Denken der Schizophrenen. Berlin 1922.
— Die Welt der beginnenden Schizophrenie und die archaische Welt. Ein existential-analytischer Versuch. Zschr. Neurol. **127**, 799 (1930).
STRANSKY, E.: Zur Kenntnis gewisser erworbener Blödsinnsformen. (Zugleich ein Beitrag zur Lehre von der Dementia praecox.) Jb. Psychiatr. Neurol. **24**, 1 (1903).

STRANSKY, E.: Über die Dementia praecox. Streifzüge durch Klinik und Psychopathologie. Wiesbaden 1909.
— Das manisch-depressive Irresein. Handb. d. Psychiatrie. Spez. Teil. 6. Abt. Leipzig u. Wien 1911.
— Von der Dementia praecox zur Schizophrenie. Schweiz. Arch. Neurol. **72**, 319 (1953).

STRAUS, E.: Geschehnis und Erlebnis. Zugleich eine historiologische Deutung des psychischen Traumas und der Renten-Neurose. Berlin 1930.
— Die Formen des Räumlichen. Ihre Bedeutung für die Motorik und die Wahrnehmung. I. Teil: Zielbewegung und präsentische Bewegung. Nervenarzt **3**, 633 (1930).
— Vom Sinn der Sinne. Ein Beitrag zur Grundlegung der Psychologie. 1. Aufl. Berlin 1935; 2. verm. Aufl. Berlin, Göttingen, Heidelberg 1956.

STRAUSS, H.: Besonderheiten der nichtpsychotischen seelischen Störungen bei Opfern der nationalsozialistischen Verfolgung und ihre Bedeutung bei der Begutachtung. Nervenarzt **28**, 344 (1957).

TELLENBACH, H.: Die Räumlichkeit der Melancholischen. II. Mitteilung. Analyse der Räumlichkeit melancholischen Daseins. Nervenarzt **27**, 289 (1956).

THOMAE, H.: Persönlichkeit. Eine dynamische Interpretation. 2. erw. Aufl. Bonn 1955.

TINBERGEN, N.: Instinktlehre. Übers. v. O. KOEHLER. 2. Aufl. Berlin u. Hamburg 1956.

TUCZEK, K.: Die Kombination des manisch-depressiven und schizophrenen Erbkreises. Eine klinisch-erbbiologische Untersuchung. Arch. Julius Klaus-Stiftg. **8**, 295 (1933).

URSTEIN, M.: Die Dementia praecox und ihre Stellung zum manisch-depressiven Irresein. Berlin u. Wien 1909.
— Manisch-depressives und periodisches Irresein als Erscheinungsform der Katatonie. Berlin u. Wien 1912.

VENZLAFF, U.: Die psychoreaktiven Störungen nach entschädigungspflichtigen Ereignissen (die sogenannten Unfallneurosen). Berlin, Göttingen, Heidelberg 1958.

VOLKELT, H.: Grundbegriffe der Ganzheitspsychologie. Neue psychol. Stud. XII/1, 1 (1934); 2. Aufl. 1954.

WAGNER (v. Jauregg), J.: Über Trauma, Epilepsie und Geistesstörung. Jb. Psychiatr. Neurol. **8**, 75 (1889).

WALTER, K.: Über manisch depressive Psychosen nach stumpfen Hirntraumen. (Beitrag zur Provokation endogener Psychosen.) Nervenarzt **24**, 493 (1953).

WEINSCHENK, C.: Über die Natur und die Bedeutung der subjektiven Gewißheit beim Wahn der endogenen Psychosen. Schweiz. Arch. Neurol. **75**, 288 (1955).

WEITBRECHT, H. J.: Zur Psychopathologie der zyklothymen Depression. In: Arbeiten zur Psychiatrie, Neurologie und ihren Grenzgebieten. (Festschrift für K. SCHNEIDER.) Willsbach u. Heidelberg 1947.
— Beiträge zur Religionspsychopathologie. Willsbach u. Heidelberg 1948.
— Studie zur Psychopathologie krampfbehandelter Psychosen. Stuttgart 1949.
— Zyklothymie. Fortschr. Neurol. **17**, 437 (1949).
— Zur Typologie depressiver Psychosen. Fortschr. Neurol. **20**, 247 (1952).
— Offene Probleme bei affektiven Psychosen. Nervenarzt **24**, 187 (1953).
— Cyclothymes Syndrom und hirnatrophischer Prozeß. Nervenarzt **24**, 489 (1953).
— Endogene Psychosen und Lebenskrise. Nervenarzt **25**, 465 (1954).
— Zur Frage der Spezifität psychopathologischer Symptome. Fortschr. Neurol. **25**, 41 (1957).
— Die Bedeutung der Psychopathologie in der heutigen Psychiatrie. Fortschr. Neurol. **25**, 475 (1957).
— Depressive Syndrome bei endogenen Psychosen und die Bedeutung exogener Faktoren. Regensb. Jb. ärztl. Fortb. **6**, 194 (1957/58).
— Das Syndrom in der psychiatrischen Diagnose. Fortschr. Neurol. **27**, 1 (1959).

WELLEK, A.: Das Problem des seelischen Seins. 1. Aufl. Leipzig 1941; 2. verb. u. erw. Aufl. Meisenheim-Wien 1953.
— Die Polarität im Aufbau des Charakters. System einer Charakterkunde. Bern 1950.
— Ganzheitspsychologie und Strukturtheorie. Bern 1955.

WENDT, C.-F.: Versuch einer einheitlichen psychologischen Betrachtung der endogenen Psychosen (Schizophrenie, Zyklothymie) und Neurosen. Fortschr. Neurol. **19**, 367 (1951).

WERNICKE, C.: Grundriß der Psychiatrie in klinischen Vorlesungen. Leipzig 1900.

WEYGANDT, W.: Über die Mischzustände des manisch-depressiven Irreseins. Ein Beitrag zur klinischen Psychiatrie. München 1899.
WIECK, H. H.: Zur Klinik der sogenannten symptomatischen Psychosen. Dtsch. med. Wschr. **1956**, 1345.
WIESER, ST.: siehe HÄFNER, H. u. ST. WIESER.
WILMANNS, K.: Zur Differentialdiagnostik der „funktionellen" Psychosen. Zbl. Nervenhk. **30**, 569 (1907).
— Die Schizophrenie. Zschr. Neurol. **78**, 325 (1922).
WINKLER, H.: siehe JACOBI, W. u. H. WINKLER.
WINKLER, W. TH.: Zum Begriff der „Ich-Anachorese" beim schizophrenen Erleben. Arch. f. Psychiatr. u. Zschr. Neurol. **192**, 234 (1954).
— Dynamische Phänomenologie der Schizophrenien als Weg zur gezielten Psychotherapie. Zschr. Psychotherap. **7**, 192 (1957).
— Formen existentieller Depressionen und ihre psychotherapeutische Behandlung. Regensb. Jb. ärztl. Fortb. **6**, 236 (1957/58).
WINKLER, W. TH. u. H. HÄFNER: Kontakt und Übertragung bei der Psychotherapie der Schizophrenie. Zschr. Psychotherap. **4**, 179 (1954).
WOLLENBERG, R.: siehe GAUPP, R. u. R. WOLLENBERG.
WYRSCH, J.: Die Person des Schizophrenen. Studien zur Klinik, Psychologie, Daseinsweise. Bern 1949.
— Zur Geschichte und Deutung der endogenen Psychosen. Stuttgart 1956.
ZEH, W.: Zur Psychopathologie der zyklothymen Manie. Fortschr. Neurol. **24**, 149 (1956).
— Über das alterseigentümliche Erscheinungsbild der zyklothymen Manie. Fortschr. Neurol. **24**, 434 (1956).
ZELLER, A.: Vorwort und Zusätze zu: GUISLAIN, J.: Abhandlung über die Phrenopathien oder neues System der Seelenstörungen. Stuttgart u. Leipzig 1838.
— Zweiter Bericht über die Wirksamkeit der Heilanstalt Winnenthal ... Med. Corresp. Bl. d. Württembg. Ärztl. Ver. **10**, 129, 137, 145 (1840).
ZUTT, J.: Über die polare Struktur des Bewußtseins. Durch psychiatrische Erfahrungen mit Pervitin angeregte Gedanken. Nervenarzt **16**, 145 (1943).
— Der ästhetische Erlebnisbereich und seine krankhaften Abwandlungen. Ein Beitrag zum Wahnproblem. Nervenarzt **23**, 163 (1952).
— Über Daseinsordnungen. Ihre Bedeutung für die Psychiatrie. Nervenarzt **24**, 177 (1953).
— Referat zum Thema „Entwicklungstendenzen in der modernen Psychiatrie". Zbl. Neurol. **128**, 342 (1954).
— Vom ästhetischen im Unterschied zum affektiven Erlebnisbereich. Wien. Zschr. Nervenhk. **10**, 285 (1955).
— Das Schizophrenieproblem. Nosologische Hypothesen. Klin. Wschr. **1956, 679.**
— Blick und Stimme. Beitrag zur Grundlegung einer verstehenden Anthropologie. Nervenarzt **28**, 350 (1957).

# Namenverzeichnis

GPSR Compliance

*The European Union's (EU) General Product Safety Regulation (GPSR) is a set of rules that requires consumer products to be safe and our obligations to ensure this.*

*If you have any concerns about our products, you can contact us on ProductSafety@springernature.com*

In case Publisher is established outside the EU, the EU authorized representative is:

Springer Nature Customer Service Center GmbH
Europaplatz 3
69115 Heidelberg, Germany

**Batch number: 10866273**

Printed by Printforce, the Netherlands